Antje Ertl

Kinesiologie
Gesund durch Berühren

Durch die Regulierung von Körperenergien das Immunsystem
stärken und die Selbstheilungskräfte aktivieren

Südwest

Inhalt

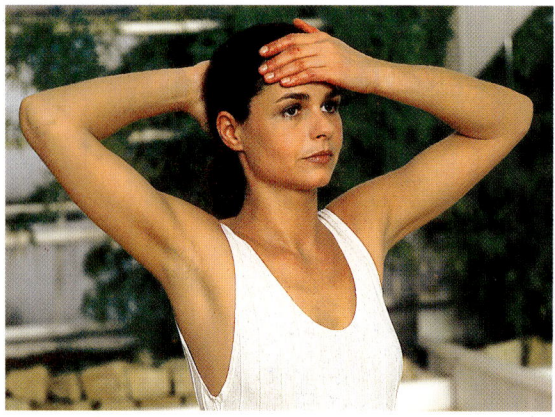

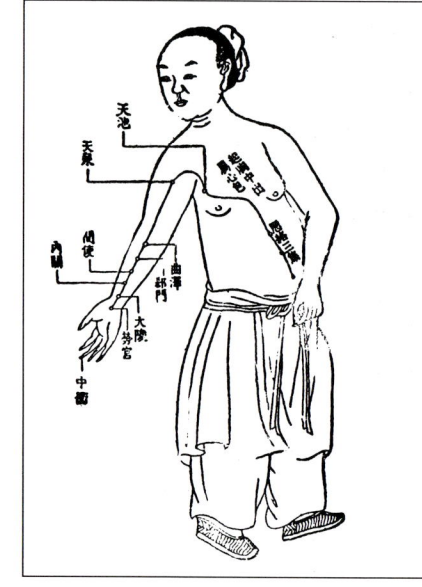

*Die Lehre
von den
Meridianen
hat eine jahr-
tausendealte
Tradition in
China.*

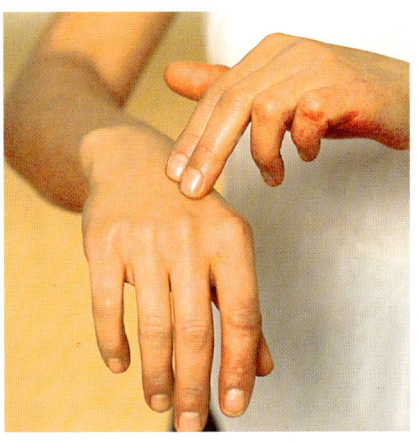

Mit dem Hauttest können Sie energetische Disbalancen erkennen.

Die Übung für den Dreifach-Erwärmermeridian fördert das Selbstbewußtsein.

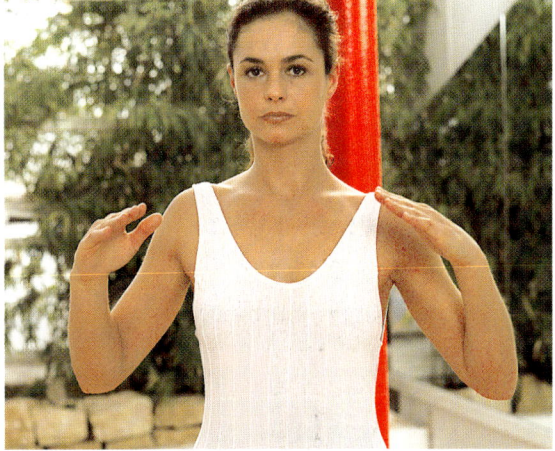

Vorwort

Jede körperliche Störung gehört in Behandlung, also in die Hände eines Mediziners oder Heilpraktikers. Wer jedoch den Hintergrund seiner Beschwerden verstehen möchte, sollte sich einem Kinesiologen zuwenden.

Das Leben besteht aus Bewegung. Es steht nie still, und jeden Tag verändert sich etwas. Auch Sie selbst sind in Ihrem Leben ständig dem Fluß der Dinge unterworfen, müssen täglich auf Neuigkeiten reagieren, sich anpassen, schnell handeln und immer wieder dazulernen. Das ist nicht einfach. Familie, Beruf und Freizeit – jeder dieser Bereiche fordert und kostet Energie. Entspannung, Erholung und Ruhe kommen dagegen oft zu kurz oder fehlen ganz.

Ganzheitlich zur Ruhe kommen

Hier setzt die angewandte Kinesiologie an: Ihre Übungen unterstützen Sie dabei, Ihre innere Ruhe und Ausgeglichenheit wiederzufinden. Diese noch relativ neue Lehre und Methode stützt sich zu einem großen Teil auf Erkenntnisse der chinesischen Gesundheitslehre, nach der es in und am menschlichen Körper Energiebahnen, sogenannte Meridiane, gibt. Diese wiederum korrespondieren mit einzelnen Muskeln und inneren Organen.

- Fließt die Lebensenergie in den Meridianen ungehindert und frei, so fühlen Sie sich wohl, ausgeglichen und gesund. Sie verfügen über die optimale Energiereserve, sind fit und packen Ihr Leben mit beiden Händen zuversichtlich an.
- Wenn Sie sich jedoch überfordert und gestreßt fühlen, wird Ihre Lebensenergie gestört. Dies äußert sich in geschwächten Muskeln.

Mit Hilfe der Kinesiologie lernen Sie, energetische Störungen, die sich auf den Zustand der Muskeln eines Menschen auswirken, wahrzunehmen und wieder zu beheben. Die kinesiologischen Übungen helfen dabei, die Lebensenergie wieder in Fluß zu bringen. Diese den Körper, das Bewußtsein und das Unterbewußtsein einschließende Methode hilft außerdem, negative Auswirkungen von Streß rechtzeitig zu erkennen. Mit den im vorliegenden Ratgeber beschriebenen Übungen können Sie Streß in Zukunft wirksam abbauen.

Kinesiologie kann mehr

Manchmal haben wir Angst davor, daß wir uns die Finger verbrennen oder anderweitig verletzt werden könnten. Dieses Verhalten hindert uns oft daran, zu handeln, jemanden zu berühren, eine Sache in ihrer Gesamtheit zu erfassen oder das Steuerrad unseres Lebensschiffes selbst in die Hand zu nehmen. Gerade in diesem mit der Seele verbundenen Bereich hilft die Kinesiologie.

Sie lernen, Menschen und Dinge in einem größeren Zusammenhang zu sehen und entfernen sich damit von zu einseitigen Denkmustern und Verhaltensweisen. Diese Denkweise führt Sie langfristig zu einem erfüllteren Leben. Das Faszinierende an der kinesiologischen Arbeit ist zum einen die ganzheitliche Sicht verschiedener Lebensaspekte, wie beispielsweise Kind, Familie und Gesellschaft, die durch sie ermöglicht wird. Denn alles hängt miteinander zusammen und beeinflußt sich gegenseitig: Körper, Seele und Geist ebenso wie wir und unsere Mitlebewesen. Zum anderen bietet die Kinesiologie einfache und für jeden problemlos anzuwendende Lösungstechniken für die verschiedenen Situationen des Alltags. Die kinesiologische Arbeit setzt zur Feststellung von unterbewußten Spannungen den Muskeltest ein. Er spiegelt die bewußte und die unbewußte Ebene eines Menschen wieder. Mit den entsprechenden Lösungstechniken hilft man den blockierten Energien anschließend dabei, wieder ungehindert zu fließen.

Unser Zusammenleben ist geprägt von Vorstellungen und Wünschen, die auch unbewußter Natur sind. Um eine ganzheitliche Sicht der Dinge zu erhalten, ist jedoch sowohl die bewußte als auch die unbewußte Ebene wichtig.

Andere und sich selbst in den charakteristischen Eigenarten zu akzeptieren ist nicht immer einfach. Die Kinesiologie zeigt einen Weg, dessen Ziel in einem glücklicheren, erfüllteren Leben besteht.

Was ist Kinesiologie?

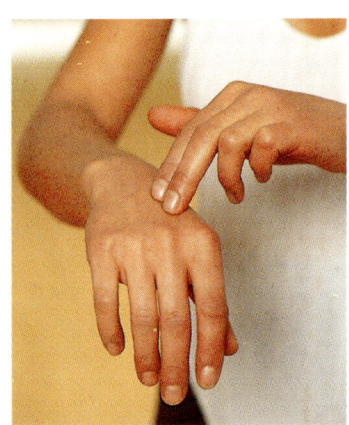

Der Begriff Kinesiologie setzt sich zusammen aus den griechischen Worten kinesis = Bewegung und logos = Sinn, Geist oder Gesetz. Gemäß diesen Bedeutungen ist die Kinesiologie eine Lehre, die sich mit dem Wissen um Bewegung beschäftigt.

Dieses beinhaltet zwei Aspekte: zum einen die Bewegung des Menschen in der Welt, also die Bewegung des einzelnen im großen Ganzen, und zum anderen die Bewegungsabläufe, die sich im menschlichen Körper abspielen.

Solange wir leben, kommt unser Organismus nie zum Stillstand. Immer ist etwas in ihm in Bewegung, und immer spielen sich die verschiedensten Prozesse in ihm ab, selbst während Ruhephasen oder im Schlaf: Das Blut fließt durch die Adern, unser Zellstoffwechsel arbeitet, Sauerstoff wird in unsere Atemwege geleitet, und alle unsere Organe sind ständig mit lebenserhaltenden Maßnahmen beschäftigt.

Einheit von Körper, Geist und Seele

Den Energiefluß im Körper kann man sich wie den Blutkreislauf vorstellen, der durch unseren Organismus strömt und ihn mit lebenswichtigen Nährstoffen versorgt.

Kinesiologie ist also das Wissen über den gesamten Körper und die Psyche eines Menschen. Sie vereint dabei das Wissen aus der traditionellen chinesischen Gesundheitslehre mit altindischen und westlichen medizinischen Erkenntnissen.

Der Grundsatz der Kinesiologie besagt, daß Gesundheit und Wohlbefinden vom freien Fluß der Lebensenergie im Körper abhängen. Mit Hilfe der Kinesiologie kann das Energieniveau eines Menschen erhöht bzw. stabilisiert werden. Als Meßinstrument dazu dienen die Muskeln, deren Reaktionen Rückschlüsse auf die vorhandene Energie ermöglichen.

Die Entstehung der Kinesiologie

Anfang der sechziger Jahre machte der amerikanische Chiropraktiker Dr. George Goodheart die Entdeckung, daß die einzelnen Muskelpartien des Menschen miteinander korrespondieren. Diesen Zusammenhang muß man sich folgendermaßen vorstellen: Ein schwacher oder geschwächter Muskel löst in den meisten Fällen eine Verspannung des korrespondierenden Muskels auf der ihm gegenüberliegenden Körperseite aus. Ist also beispielsweise der Muskel des linken Oberarms eines Menschen schwach, so verspannt sich sein rechter Oberarmmuskel. Der verspannte Körperteil ist also eine Folgeerscheinung. Der korrespondierende schwache Muskel ist der Verursacher dieses Spannungszustandes. Wie kommt es jedoch zu diesem Schwächezustand?

> Die Kinesiologie kann uns dabei helfen, positive Standpunkte und Sichtweisen für unser Leben, unseren Alltag und unsere Gesundheit einzunehmen.

Der Zustand des Muskels als Signal

Goodheart fand bei seinen Forschungen nach möglichen Ursachen der Muskelschwäche heraus, daß z. B. ein träges Lymphsystem die Muskeln eines Menschen schwächen kann. Die kinesiologische Methode setzt nun genau an dieser Ursache an. Massiert man beispielsweise ganz bestimmte Punkte auf den Energiebahnen am Körper, so werden das Lymphsystem aktiviert und die Muskeln dadurch gestärkt. Goodheart beschäftigte sich darüber hinaus eingehend mit der Beziehung der einzelnen Muskeln zu den inneren Organen und ihrer Verbindung über die sogenannten Meridiane (Energiebahnen, siehe S. 14). Dabei stieß er auch auf eine Beziehung zwischen der Muskelkraft und dem Energiehaushalt des Menschen. Ein schwacher Muskel ist somit immer ein Hinweis auf fehlende Energie. Aufgrund dieser Erkenntnisse entwickelte Goodheart den sogenannten Muskeltest (siehe S. 25), mit dem man Energiedefizite im Organismus feststellen kann, sowie spezielle Übungen, die einzelne Muskeln stärken und damit die Energiezufuhr im Körper ankurbeln.

»Educational Kinesiology«

Ein Grundsatz der Kinesiologie lautet: Jeder Mensch ist so, wie er ist, grundsätzlich in Ordnung! Diese Erkenntnis bezieht sich nicht nur auf unser Selbstbewußtsein, sondern auch auf die Sicht unserer Mitmenschen.

Der Wissenschaftler Dr. Paul Dennison entwickelte aus der Angewandten Kinesiologie Goodhearts heraus die »Educational Kinesiology«, kurz »Edu-K«. Sie beschäftigt sich mit der Verbindung von Gehirn und Körper und wird erfolgreich zur Verbesserung der Lernfähigkeit beim Lesen, Schreiben und Rechnen eingesetzt. Konzentration und Gedächtnis werden dabei mit speziellen Übungen trainiert.

»Three in one Concept«

Gordon Stokes, Daniel Whiteside und Candace Callaway schufen das »Three in one Concept«, nachdem sie erkannt hatten, daß der Muskeltest auch Rückschlüsse auf die Gehirntätigkeit zuläßt. Ihnen ist es zu verdanken, daß man mit bestimmten kinesiologischen Übungen beide Gehirnhälften gleichzeitig aktivieren kann. So ist dem Menschen ein umfassenderes Denken und Handeln ermöglicht. Auch legten sie den Grundstein zu der Befragung individueller Gefühle und Einstellungen durch den Muskeltest. Die Kinesiologie bietet damit einen weiteren Zugang zum menschlichen Unterbewußtsein neben der Traumanalyse, der Meditation oder der Hypnose. Denn der Energiehaushalt der Muskeln repräsentiert sowohl die bewußte als auch die unbewußte Ebene im Menschen.

Beginnen Sie also damit, die kinesiologische Denkweise in Ihre Lebensführung einzubauen. Ihre so gewonnene innere Ruhe und mehr Freude an sich und Ihrer Umwelt werden Sie belohnen.

Kinesiologie in der Praxis

Wie bereits beschrieben, sieht die Kinesiologie einen Zusammenhang zwischen unseren Meridianen und Muskeln. Reagiert beim Test (siehe S. 25) ein Muskel schwach, so ist der ihm zugeordnete Meridian in seinem Energiehaushalt geschwächt; reagiert der Muskel stark, so ist der entsprechende Meridian kräftig und gesund.

Der Muskeltest gilt als das wichtigste Werkzeug der Kinesiologie. Er gibt Auskunft, wieviel Energie ein Muskel besitzt. Gleichzeitig steht der Energiehaushalt in bestimmten Muskelpartien auch für verschiedene Themen, die den Menschen gefühlsmäßig beschäftigen. So gesehen bedeutet viel Energie in einem Muskel, daß man mit einer bestimmten Sache gut zurechtkommt und man keine Schwierigkeiten damit hat. Wenig Energie in einem speziellen Muskel zu besitzen deutet darauf hin, daß in dem ihm zugeordneten Gefühlsbereich Probleme in Form von Streß bestehen.

Unsere Muskeln geben Auskunft über unseren Energiegehalt.

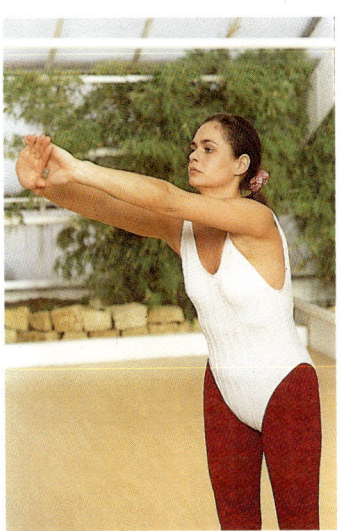

Diese Übung unterstützt neben dem Aufbau und der Entspannung der Rückenmuskulatur auch die Erweiterung des eigenen Körperradius. Beschreiben Sie mit ausgestreckten Armen eine Acht vor Ihrem Körper, und fixieren Sie dabei mit Ihren Augen die Hände (siehe S. 52).

9

Kinesiologische Übungen

Kinesiologische Übungen können Sie überall und zu jeder Zeit ausüben. Sie sind immer geraten, wenn Sie sich unwohl, schwach oder überfordert fühlen. Wann immer Sie den Wunsch nach mehr Kraft und Energie verspüren, können Sie auf einige kinesiologische Übungen zurückgreifen.

Jeder Anspannung muß eine natürliche Entspannung folgen. In ihr werden Blockaden gelöst, wodurch Energie wieder ungehindert durch unseren Körper fließen kann.

- Sie können sich zweimal täglich mit ausgesuchten Streß-Lösungstechniken und Meridianübungen aufbauen. Mit ihrer Hilfe stabilisieren und aktivieren Sie regelmäßig Ihre Energie und stärken sich selbst.
- Kinesiologische Übungen können – wie z. B. während des Heilfastens – auch in Form von Kuren eingesetzt werden: Aktivieren Sie in diesem Fall z. B. während der zweiwöchigen Fastenkur jeden Tag einen Meridian.
- Fühlen Sie sich von einem Moment auf den anderen geschwächt, können Sie kinesiologische Übungen sinnvoll einsetzen. Ein Beispiel: Sind Ihre Augen nach zuviel Arbeit am Schreibtisch müde, oder spüren Sie ein Brennen, so führen Sie die Entspannungsübungen (siehe S. 43) für die Augen durch. Stärken und beruhigen Sie den zu diesem Zeitpunkt aktiven Meridian durch die entsprechenden Punkte. Wie das funktioniert, finden Sie bei den einzelnen Meridianübungen (siehe S. 54ff.) beschrieben.

Sich selbst erkennen

Schärfen Sie mit Hilfe der Kinesiologie Ihren Blick für Ihr unbewußtes Verhalten, und lernen Sie, tiefliegende Reaktionsmuster zu erkennen. Oft handelt es sich dabei um anerzogene oder von der Gesellschaft übernommene Normen und Werte, die Ihnen selbst gar nicht entsprechen, aber zur Gewohnheit geworden sind. Verändern Sie allmählich ganz bewußt Ihr Verhalten und Ihre automatisierten Reaktionen.

Übernehmen Sie damit die völlige Verantwortung für sich selbst, Ihr Verhalten, Ihren Energiehaushalt und letztlich für Ihre Gesundheit.

Gesund aus kinesiologischer Sicht

Die Gesundheit eines Menschen ist der sicht- und fühlbare Ausdruck der Harmonie von Körper, Seele und Geist. Sein Energiehaushalt ist ausgeglichen. Ist dieser jedoch gestört, so empfindet der Mensch Schmerz und erlebt körperliche Schwäche.

Der ausgeglichene und »heile« Mensch hingegen lebt und bewegt sich im Einklang mit der Natur, seinen Mitmenschen und seiner Umgebung. Dies ist der Idealfall, nach dem es zu streben gilt. Zu beachten ist dabei, daß das bewußte Denken und Handeln beim Gesunden immer im Gleichklang mit dem Unterbewußten steht. Denn dieses steuert die meisten unserer Reaktionen.

In der Kinesiologie wird eine Harmonie von Körper, Psyche und Ratio angestrebt.

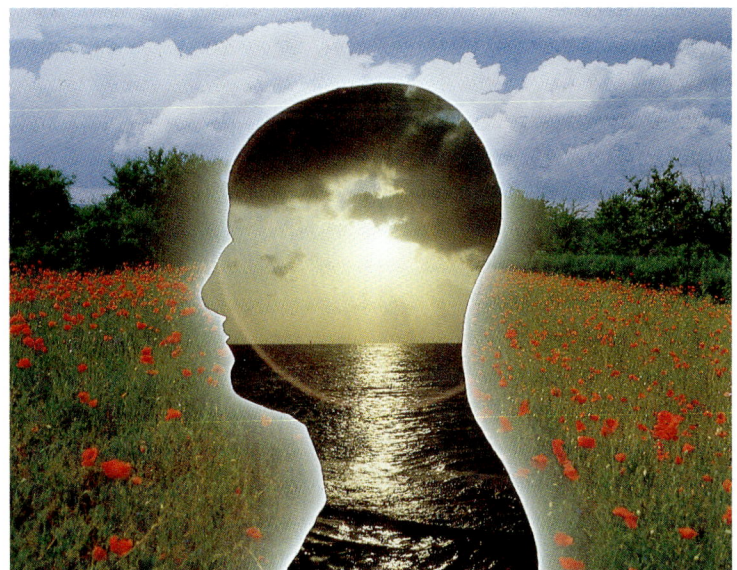

Kinesiologie hilft, ein ganzheitliches Wissen über sich selbst in Erfahrung zu bringen.

11

Streß und Kinesiologie

Streß ist ein wichtiges Thema in der Kinesiologie. Er stört oder blockiert den ungehemmten Energiefluß im Körper. Steht ein Mensch unter Streß, wird ihm Energie an bestimmten Stellen im Körper abgezogen. Sichtbares Zeichen dafür ist ein schwacher Muskel beim Muskeltest.

Alles, was in Ihrem Körper einen Energieabfall oder eine Energieblockade auslöst, ist aus kinesiologischer Sicht ein Stressor. Er führt zu Schwäche und Verspannungen.

Was ist Streß?

Unter Streß versteht man in der Kinesiologie nicht nur die alltäglichen Belastungen durch Schule, Ausbildung oder Arbeit, sondern Energieungleichgewichte. Es gibt streßerzeugende Situationen, die uns bewußt sind und deren Ursachen wir deutlich einordnen können, wie etwa Probleme am Arbeitsplatz, in der Familie oder der Partnerschaft. Diese Streßarten empfinden wir als negativ und belastend – sie werden als Distreß bezeichnet. Im Gegensatz dazu gibt es positi-

So entstressen Sie sich vorbeugend

- Atmen Sie zuerst mehrmals ruhig ein und aus.

- Trinken Sie in aller Ruhe einen Schluck Wasser.

- Legen Sie dann eine Hand an Ihre Stirn, und denken oder sprechen Sie folgende Sätze: »Es ist so, wie es ist. Selbst wenn ich im Moment noch nicht die Ursache kenne, so gibt es mit Sicherheit einen guten Grund für diese Situation.«

- Atmen Sie gleichmäßig und tief aus und ein.

- Aktivieren Sie jetzt Ihre Thymusdrüse, denn sie steht im unmittelbaren Zusammenhang mit Ihrem Abwehrsystem. Legen Sie dazu die vier Finger einer Hand mit dem Daumen zusammen. Klopfen Sie mit dieser Handhaltung siebenmal gegen den mittleren Bereich Ihres oberen Brustbeins.

ven Streß – Eustreß genannt. Diese Form empfinden wir als angenehm anregend, wie z.B. das Kribbeln im Bauch vor einem Rendezvous. Dennoch ist auch dieser Umstand Streß für unseren Körper, auf den er reagieren muß.

Darüber hinaus existieren jedoch noch eine Vielzahl unbewußter Stressoren, z.B. Stimmen, Farben, Töne, Nahrungsmittel, Gesichter, Ihre eigenen Gefühle, Wertungen, Meinungen, Vorurteile und vieles mehr. Diese stehen in Verbindung mit einer früher erlebten Situation, die Sie bewußt längst vergessen haben, an die sich Ihr Unterbewußtsein aber noch erinnert. Sie können angenehm oder belastend sein.

Oft sind z.B. die alltäglichen bewußten und unbewußten Auslöser von Angst verantwortlich für einen unausgeglichenen Energiehaushalt des Menschen.

Wenn Sie häufig unter Streß stehen, merken Sie selbst, daß Sie sich unausgeglichen fühlen, aggressiv reagieren oder gleichgültig werden. Alle diese Verhaltensweisen sind Zeichen dafür, daß Sie aus dem Gleichgewicht geraten sind. Nehmen Sie sich in solchen Fällen sofort die Zeit, sich auf sich selbst zu besinnen und für die notwendige Erholung oder eine Ruhepause zu sorgen. Wer jetzt kinesiologische Übungen einsetzt, gibt seinem Körper gezielt fehlende Energie zurück.

Streß mit Kinesiologie bewältigen

Um den Energieverlust durch Streß zu vermeiden, sind die Entspannungsübungen gut geeignet (siehe S. 43ff.). Führen Sie sie durch, bevor Sie beispielsweise ein wichtiges Gespräch mit Ihrem Chef oder bei Ihrer Bank haben, bzw. vor einer beliebigen Situation, die Sie als anstrengend oder beängstigend empfinden.

Streß, ob positiver oder negativer, ist in jedem Fall eine Belastungsform für den Körper. Während positiver Streß jedoch eher anregend wirkt, führt die negative Form zu Disbalancen, auf die der Körper mit einem hohen Energieaufwand reagieren muß.

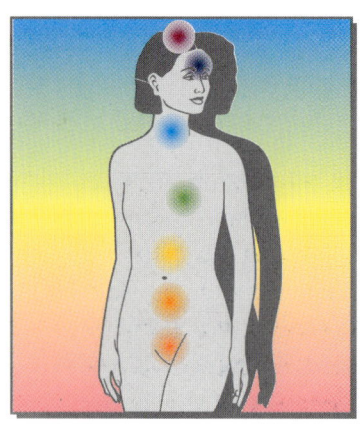

Die östliche Lehre besagt, daß ein Mensch sieben Chakren besitzt. Unter einem Chakra versteht man eine Energiespirale, die in unseren Körper hineinläuft.

Die Lehre von den Meridianen und Chakren hat eine jahrtausendealte Tradition: Archäologische Funde in China belegen, daß die Akupressur, in deren Mittelpunkt die Nutzung der Meridiane steht, schon vor 5000 Jahren angewandt wurde.

Unsere Meridiane und Chakren

Aus der fernöstlichen Kultur und Gesundheitslehre stammt das Wissen um die Meridiane und Chakren, die einen wesentlichen Einfluß auf unsere Gesundheit und unser Wohlbefinden besitzen. Meridiane sind Energiebahnen, die in und außerhalb unseres Körpers verlaufen. Ein Chakra hingegen ist die altindische Bezeichnung für ein Energierad. Im menschlichen Körper gibt es sieben Chakren, die auf verschiedene körperliche und seelische Bereiche des Menschen abgestimmt sind.

Was sind Meridiane?

Die klassische chinesische Medizin kennt Meridiane als Energiebahnen, auf der die Lebensenergie eines Menschen fließt. Befindet sich diese im Fließgleichgewicht und kann ungehindert strömen, so ist der Mensch gesund und fühlt sich wohl. Mögliche Energieblockaden, die den Fluß stören, entstehen durch Streß und ein fehlendes inneres Gleichgewicht. Daher stehen die Meridiane auch in einem engen Zusammenhang mit unserer Gefühlswelt.

- Meridiane sind unsichtbare Energieströme, die in bestimmten Richtungen innerhalb und außerhalb des Körpers verlaufen.
- Ist der Energiefluß eines Meridians gestört, entsteht im Energiehaushalt eines Menschen ein Ungleichgewicht. Aufgrund dessen fühlt man sich schwach, ist vielleicht

schlecht gelaunt und verspürt möglicherweise körperlichen Schmerz.

- Meridiane tragen die Namen einzelner Organe, wie z. B. Gallenmeridian.
- Auf den Energiebahnen liegen Akupunkturpunkte. Werden diese durch Nadeln, Massage oder Druck stimuliert, so lösen sich Energieblockaden auf, und die Lebensenergie kann ungehindert fließen. Man kann über diese Punkte auch beruhigend auf sein Energiegleichgewicht einwirken. In China erhielten bereits die Menschen vor mehreren Jahrtausenden auf diese Weise ihre Gesundheit und ihr Wohlbefinden.

Die Chinesen besitzen seit dem Altertum wertvolle Erfahrungen mit der Akupunktur. Ihr Augenmerk lag und liegt auf dem Erhalt der Gesundheit: In diesem Sinne wurde ein chinesischer Arzt früher nur solange entlohnt, wie sein Patient gesund blieb.

Die Meridianuhr

In jedem Meridian strömt jeweils an zwei Stunden des Tages die Energie besonders intensiv. Ein Beispiel: Der Magenmeridian arbeitet z. B. besonders intensiv am Morgen zwischen sieben und neun Uhr. Während dieser Zeit sollten Sie idealerweise Ihr Frühstück einnehmen, da es während dieses Zeitraums für Ihre Verdauung am bekömmlichsten ist. Von neun bis elf Uhr vormittags fließt dann die Energie verstärkt auf dem Milz-Pankreasmeridian. Nehmen Sie daher in dieser Zeit möglichst keine Nahrung zu sich. Auf diese Weise unterstützen Sie den gesunden Verdauungsvorgang.

So beeinflussen Sie Ihre Meridiane

Wachen Sie nachts öfter zu einer bestimmten Zeit auf? Oder werden Sie tagsüber immer zu einem ganz bestimmten Zeitpunkt müde? Leiden Sie an Kopfschmerzen oder anderen sich wiederholenden Beschwerden? In diesen Fällen ist es hilfreich nachzuprüfen, welcher Meridian in dem Zeitraum des auftretenden körperlichen Unwohlseins aktiv arbeitet.

Die zwölf Organmeridiane und ihre Aktivzeit

AKTIVE ZEIT	MERIDIAN	ZUGEORDNETER MUSKEL
7–9 Uhr	Magenmeridian	Großer Brustmuskel, Schlüsselbeinanteil
9–11 Uhr	Milz-Pankreasmeridian	Breiter Rückenmuskel
11–13 Uhr	Herzmeridian	Schulterunterblatt-muskel
13–15 Uhr	Dünndarmmeridian	Vierköpfiger Schenkel-strecker
15–17 Uhr	Blasenmeridian	Wadenbeinmuskel
17–19 Uhr	Nierenmeridian	Lendenmuskel
19–21 Uhr	Kreislauf-Sexus-meridian	Mittlerer Gesäßmuskel
21–23 Uhr	Dreifach-Erwärmer-meridian	Kleiner Rundmuskel
23–1 Uhr	Gallenblasenmeridian	Vorderer Teil des Deltamuskels
1–3 Uhr	Lebermeridian	Großer Brustmuskel, Brustbeinanteil
3–5 Uhr	Lungenmeridian	Vorderer Sägemuskel
5–7 Uhr	Dickdarmmeridian	Spanner der Oberschenkelbinde

Die Namen der Meridiane leiten sich von den jeweiligen Lebensfunktionen her: Das sind zumeist Organe. Jedoch sollte auf keinen Fall der Fehler gemacht werden, Meridianenergien mit Organfunktionen gleichzusetzen.

- »Bürsten« Sie den betroffenen Meridian (siehe S. 17).
- Bewegen Sie die dem Meridian zugeordneten Muskeln, wie es in den Meridianübungen (siehe S. 54ff.) beschrieben ist.
- Klopfen Sie auf den Stärkungspunkt des Meridians.
- Versuchen Sie über den Muskeltest (siehe S . 25) die Ursache der Beschwerden zu ergründen.
- Ändern Sie mit der Übung »Vorne/Hinten halten« (siehe

S. 34f.) Ihre Einstellung zu diesen Störungen oder zu Ihrer Ursache. Stellen Sie dabei fest, welche Emotionen der Meridian widerspiegelt.

Energieblockaden lösen

Den Energiefluß kann man auf jedem Meridian beeinflussen. Sie können die Energie aktivieren oder stärken, aber auch herabsetzen und damit beruhigend auf sich einwirken. Wenn Sie die Energie eines bestimmten Meridians wieder zum gleichmäßigen starken Fließen bringen wollen, ist es sinnvoll, ihn zuerst zu beruhigen und dann zu stärken. Diese Wirkungen erzielt man über Beruhigungs- und Stärkungspunkte auf den Meridianen. Die Beruhigungs- und Stärkungspunkte sind bei allen Meridianübungen ausführlich erläutert.

Die verschiedenen Beruhigungs- und Stärkungspunkte auf den Meridianen sind identisch mit der chinesischen Gesundheitslehre.

Was sind Chakren?

Chakren sind Energiezentren, mit denen der Körper Energie aus seiner Umgebung aufnimmt und über die er Energien im

---

Meridiane »bürsten«

Mit der folgenden Übung aktivieren Sie die Energie auf einem Meridian und lösen dadurch die Energieblockaden.

- Fahren Sie mehrmals etwa drei Zentimeter über der Körperoberfläche auf beiden Seiten einen Meridian ab, zuerst in seiner Fließrichtung und dann entgegengesetzt.

- Beenden Sie das sogenannte »Bürsten« immer in der Fließrichtung.

- Streichen Sie sich anschließend die Finger ab.

Chakren oder »Lichträder« sind Punkte erhöhter Energie, die parallel zur Wirbelsäule vom Schambein bis zum Scheitel verlaufen und denen jeweils ein bestimmter Organbereich zugeordnet ist. Durch die Drehung der Chakren entsteht die Aura, ein elektromagnetisches Feld, das jedes Lebewesen umgibt.

Körper weiterleitet und wieder nach außen abgibt. Durch diese Aufgabe stehen sie in einem engen Zusammenhang mit den Meridianen. Die Chakren drehen sich ständig, entweder rechts oder links herum. Die sinngemäße Übersetzung des indischen Sanskrit-Wortes bedeutet daher auch Energierad. Der Zustand der Chakren zeigt, wie der Mensch in die Gesetze und Regelmäßigkeiten des Universums eingebunden ist. Auch sie können über bestimmte Druckpunkte am Körper beeinflußt werden.

Schmerzliche Situationen, Schreck, der Einfluß von Drogen, Alkohol oder starken Medikamenten können die Chakren negativ beeinträchtigen. Die Folge: Energie kann in den Energierädern nicht mehr fließend weitergeleitet werden. Wenn Sie über den Zustand Ihrer Chakren Bescheid wissen wollen, führen Sie den Muskeltest (siehe S. 25) durch. Anschließend können Sie Ihre Chakren mit den kinesiologischen Übungen aktivieren oder beruhigen.

Die sieben Hauptchakren

- Das Wurzel-Chakra hat seinen Sitz zwischen Anus und Geschlechtsorgan, ist mit dem Steißbein verbunden und öffnet sich nach unten. Es verbindet den Menschen mit der irdischen Welt und symbolisiert materielle Sicherheit, Urvertrauen und Durchsetzungskraft. Symbolfarbe: Rot.
- Das Sakral-Chakra unterhalb des Bauchnabels öffnet sich nach vorne und ist mit dem Kreuzbein verbunden. Es symbolisiert Kraft, Sinnlichkeit, Erotik, Kreativität, Staunen und Begeisterung. Symbolfarbe: Orange.
- Das Solarplexus-Chakra oberhalb des Nabels öffnet sich nach vorne. Es steht für die Entfaltung der Persönlichkeit, die Gestaltung des Seins; hier liegt die Ebene von gesellschaftlicher Darstellung, Macht und Einfluß. Symbolfarbe: Gelb.

- Das Herz-Chakra sitzt in der Mitte der Brust und öffnet sich nach vorne. Hier entfalten Sie Herzensqualitäten, Hingabe und die körpereigene Regulation für ein intaktes Immunsystem. Es besitzt eine übergeordnete Stellung und ist mit jedem anderen Chakra verbunden. Symbolfarbe: Rosa mit grünem Rand.
- Das Kehlkopf-Chakra sitzt zwischen Halsgrube und Kehlkopf. Es öffnet es sich nach vorne und steht für Kommunikation und kreativen Ausdruck. Symbolfarbe: Hellblau.
- Das Stirn-Chakra wird auch das »dritte Auge« genannt, denn sein Sitz befindet sich einen Fingerbreit über der Nasenwurzel in der Mitte der Stirn. Es öffnet sich nach vorne. Intuition und Geisteskraft sind ihm zugeordnet. Symbolfarbe: Indigoblau.
- Das Scheitel-Chakra mitten auf dem Kopf öffnet sich nach oben. Vollendung, höchste Erkenntnis, Durchbruch zur Freiheit und universelles Bewußtsein sind in ihm verankert. Symbolfarben: Violett, Weiß, Gold.

Neben den sieben Hauptchakren gibt es noch 122 kleinere Sekundärchakren, die im ganzen Körper verteilt sind. Sie befinden sich nicht entlang der Wirbelsäule, sondern überwiegend an den Gelenken, und stehen jeweils mit einem Nervengeflecht, Knochen oder Gelenk in Verbindung.

Übungen zur Anregung Ihrer Chakren

CHAKRA-ATMUNG
Legen Sie sich hin, und atmen Sie fünf Atemzüge ganz bewußt in Ihre einzelnen Chakren hinein. Beginnen Sie beim Wurzel-Chakra, und atmen Sie sich bis zum Scheitel-Chakra hinauf.

CHAKRA-MEDITATION
Auch bei dieser Übung legen Sie sich hin. Atmen Sie ruhig, und gehen Sie mit Ihrem Bewußtsein in Ihr Wurzel-Chakra hinunter. Atmen Sie dabei gleichmäßig aus und ein. Lassen Sie Ihren Gedanken freien Lauf. Wandern Sie nun gedanklich Ihre Chakren hinauf, und verweilen Sie in jedem für ca. zwei Minuten, bis Sie am Scheitel-Chakra ankommen.

Muskeln und Muskeltest

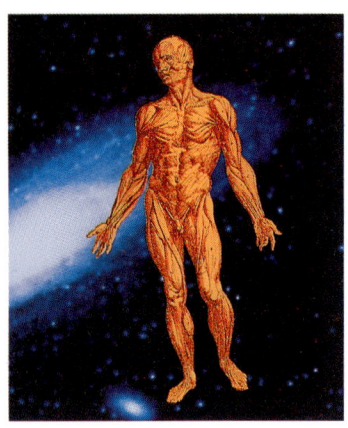

Muskeln bewegen unseren Körper. Das können sie jedoch nur, wenn die Meridiane sie mit der notwendigen Energie dafür versorgen.

Wer sich bewußt ist, daß ein Meridian durch eine Energieblockade geschwächt ist, kann sie durch gezielte Muskelbewegungen und die Beschäftigung mit bestimmten Gefühlsthemen auflösen.

Täglich sind Sie in Bewegung, gehen, laufen, bücken und strecken sich, hetzen zur Arbeit, spielen mit Ihren Kindern oder arbeiten in Haushalt und Garten. Möglich ist das alles nur dank Ihrer Muskeln. Mit ihrer Hilfe können Sie sich fortbewegen und einzelne Glieder oder Organe in ihrer Lage verändern. Und Sie können durch Gestik und Mimik, Anspannung und Entspannung Ihren Emotionen Ausdruck verleihen. Die Muskeln bewegen den Körper.

Das Zusammenspiel von Muskeln, Meridianen und Energie

Unsere Muskeln stehen im Körper mit den Meridianen und unseren inneren Organen in Verbindung. Durch diese Meridiane fließt Energie, die unsere Muskeln benötigen, um arbeiten zu können. Denn ohne Energie kann sich ein Muskel weder anspannen noch entspannen. Damit wäre der Mensch nicht nur bewegungsunfähig; er könnte auch seine Gefühle nicht mehr ausdrücken.

Ein Muskel – zwei Funktionen

Jeder Muskel kann sich zusammenziehen – damit spannt er sich an und wird kräftig – und wieder lösen – dadurch entspannt er sich und erholt sich von der Arbeit. Der Muskel und damit unser Körper ist auf diese beiden Funktionen angewiesen: Ein stets angespannter Muskel würde zu Verkrampfungen führen. Ein nur entspannter Muskel könnte langfristig nichts mehr bewegen, da er kraftlos würde.

Muskeln stärken

Jeder gesunde Mensch kann seine Muskeln selbst bewußt entspannen und anspannen. Eine gezielte Massage z. B. wirkt entspannend auf einen Muskel; ein Training hingegen, das über längere Zeit durchgehalten wird, kräftigt. Diesen Effekt kennen Sie von gymnastischen Übungen und durch Ausdauertraining. Passionierte Wanderer haben beispielsweise stärker ausgeprägte Waden- und Oberschenkelmuskeln als Menschen, die die meiste Zeit sitzen.

Für die Kinesiologie bedeutet dies, daß jeder seine Muskeln auch beruhigen und stärken kann. Mit Hilfe der kinesiologischen Übungen können Sie Ihre wichtigsten Muskeln ganz bewußt aktivieren; ein verstärktes sportliches Engagement ist dazu nicht unbedingt notwendig. Aus diesem Grunde eignen sich die Übungen auch gut für alle Altersgruppen – von Schulkindern bis zu den Rentnern.

Lebensenergie gewinnen

Wenn ein einzelner Muskel zuwenig Energie hat, wird er schwach. Wenn der ganze Mensch in körperlicher und seelischer Hinsicht nicht mehr über ausreichend Energie verfügt, fühlt er sich ebenfalls ausgelaugt; er ist nicht mehr voll leistungsfähig und wird anfälliger für Beschwerden. Diese Energie, die für das Leben von entscheidender Bedeutung ist, nennen die Chinesen »Qi«. Die Kinesiologie kennt sie als Lebensenergie. Denn sie ist es, die den Körper auf den Meridianen durchströmt. Spüren Sie z. B. eine plötzlich auftretende körperliche Schwäche, oder leiden Sie unter

Die entsprechende indische Bezeichnung für die Lebensenergie »Qi«, auch »Chi« genannt, ist das Sanskrit-Wort »Prana«. Diese Vitalkraft ist dem Körper durch das Atmen zugänglich und wirkt in Verbindung mit dem Geist.

Die Energie zirkuliert in zwei »Hauptsystemen« durch unseren Körper: zwölf Hauptmeridiane und zwei Gefäße, das Leit- und das Konzeptionsgefäß. Sie bilden ein Netz von Energiebahnen, die über die gesamte Körperoberfläche verteilt sind und miteinander in Verbindung stehen.

Energie spüren

- Stellen Sie sich aufrecht hin, und schwingen Sie die Arme locker nach hinten und nach vorne. Die Handflächen zeigen dabei nach hinten, die Handrücken nach vorne.
- Halten Sie Ihre Arme an, so daß Ihre gestreckten Arme und der Oberkörper einen Winkel von ungefähr 30 Grad bilden.
- Lassen Sie während der Übung Ihre Augen offen.
- Spüren Sie in Ihre Arme hinein: Wie schwer oder leicht fühlen sie sich an?
- Bleiben Sie in dieser Position. Denken Sie an etwas, das Ihnen nicht gefällt, z. B. an ein Verhalten, daß Ihnen selbst zu schaffen macht, an eine ungeliebte Tätigkeit oder an Ihre letzte Störung. Dann sagen Sie: »Das gefällt mir nicht.«
- Fühlen Sie wieder in Ihre Arme hinein. Spüren Sie einen Unterschied? Sind Ihre Arme eher leicht oder eher schwer?
- Bleiben Sie ruhig stehen, und denken Sie nun an etwas, das Sie lieben, z. B. Musik, Urlaub oder Sonnenschein.
- Konzentrieren Sie sich auf diese angenehmen Vorstellungen, und sprechen Sie dazu laut oder leise: »Das mag ich!« Spüren Sie auch danach in Ihre Arme hinein. Erkennen Sie den Unterschied?

Überforderung, Nervosität oder Desinteresse? Wenn dies der Fall ist, können Sie davon ausgehen, daß Ihr Körper nicht mehr über seine gesamte Energie verfügt. In einer solchen Situation sollten sie die oben beschriebene Übung durchführen.

Positiv denken – Energie steigern

Was fiel Ihnen auf? Während der positiven Gedanken fühlten sich Ihre Arme leichter an. Bei der negativen Erinnerung schienen sie dagegen deutlich schwerer zu sein.

Wenn Sie etwas mit einer positiven Einstellung, mit Lust, Liebe und Begeisterung tun oder an etwas Schönes denken, spüren Sie in sich selbst Energie aufsteigen. Was immer Sie dann tun, fällt Ihnen leicht.

Beschäftigen Sie sich hingegen mit etwas, das Sie nicht mögen, das Sie nur unter Druck setzt oder lustlos macht, so sinkt Ihre Energie, und Ihre Körperglieder fühlen sich schwer an.

Wie Muskeln auf Streß reagieren

Erinnern Sie sich an eine Situation, in der Sie einen fürchterlichen Schreck erlitten? Zitterten dabei Ihre Beine? Oder schlug Ihr Herz schneller? Momente von Schreck, Angst, Furcht und Schmerz, außergewöhnliche Anstrengung sowie unangenehme Gefühle können kurzfristig den Energiefluß behindern. Das erzeugt in den Muskeln einen Schwächezustand, wie sich an den oben beschriebenen körperlichen Reaktionen zeigt.

- Menschen, die bei Streß fast panisch überreagieren, lähmt eine solche Situation. Bei ihnen entsteht eine Energieblockade auf den Meridianen. Ihre Muskeln werden folglich nicht mehr versorgt.
- Andere Menschen, die Schwäche nicht ertragen bzw. in ihrem Leben vor allem Stärke und Stabilität demonstrieren wollen, bringt der Streß dazu, sich zu sehr anzuspannen: Dieser Prozeß führt oft zu schmerzhaften Muskelverspannungen.

»Muskel-Streß« verringern

Sollten Sie das nächste Mal in eine Situation geraten, die Sie in Angst versetzt oder in der Sie anderweitig gestreßt sind, so führen Sie folgende Maßnahmen durch.

Wir alle leben nach einer natürlichen Ordnung. Sie sollte erhalten werden, denn wer sie verloren hat, befindet sich im Zustand der Disharmonie. Ziel der Kinesiologie ist es, die Lebensenergie im fließenden Gleichgewicht zu halten und so die natürliche Ordnung zu fördern.

- Atmen Sie zuerst tief durch.
- Trinken Sie, wenn möglich, ein Glas Wasser. Dies wirkt sich positiv auf Ihren Kreislauf aus.
- Legen Sie dann eine Hand an die Stirn, und überdenken Sie die Situation. Lassen Sie den Vorgang, der Sie streßt, wie einen Film vor Ihrem inneren Auge ablaufen. Sehen Sie die positiven Seiten Ihrer Reaktion. Loben Sie sich für Ihre Geistesgegenwart, Ihren Überblick oder Ihre schnellen Reflexe.

Das Wichtigste hierbei ist, daß Sie Ihre Schreckreaktion überdacht haben und ihr letztlich positiv gegenüberstehen.

Die Kinesiologie bietet verschiedene, einfach durchzuführende Übungen, um die während einer Streßsituation durch einen Hormonschub bereitgestellte Energie im Körper wieder in Bewegung zu bringen.

Warum unsere Muskeln auf Streß reagieren

Versetzen Sie sich in prähistorische Zeiten, als die Menschen noch in Höhlen wohnten und ihr Leben als Jäger und Sammler bestritten. Eine gefährliche Situation beispielsweise während der Jagd bedeutete immer auch die unmittelbare Bedrohung des eigenen Lebens. Der Organismus des Menschen reagierte auf diese Gefahr mit einer Hormonausschüttung, welche einen lebensrettenden Bewegungsdrang auslöste.

Während einer Streßsituation wurden alle Energien in die Muskeln gepumpt. Auf diese Weise gewann der Mensch an Kraft und konnte sein Leben retten, entweder weil er vor einem wilden Tier die Flucht ergriff oder es statt dessen zur Strecke brachte.

In der heutigen Zeit ist ein derartiges Verhalten in Streßsituationen kaum möglich. Trotzdem reagiert unser Körper mit denselben inneren Mechanismen auf Gefahr wie zur Zeit unserer Vorfahren. Das bedeutet für uns, daß die aufgrund einer Streßsituation in die Muskeln gepumpte Energie in unserem Körper bleibt, da sie prinzipiell nur durch Bewegung abgebaut werden kann.

Der Muskeltest

Die Kraft oder die Schwäche unserer Muskeln gibt uns Aufschluß über den Energiefluß auf den Meridianen. Sie ist auch ein Indikator dafür, ob die verschiedenen Muskelpartien ausreichend mit lebensnotwendiger Energie versorgt werden. Der kinesiologische Muskeltest zeigt den jeweils aktuellen Energiestatus eines getesteten Muskels auf seinem zugeordneten Meridian. Mit seiner Hilfe kann man festellen, ob die Energie ungehindert auf ihm fließen kann. Ist ein Muskel kräftig, so ist er beweglich und gut mit Energie versorgt; wirkt er schwach, so ist das Gegenteil der Fall.

Der Muskeltest demonstriert nicht nur die körperliche Stärke oder Schwäche in bestimmten Bereichen. Er zeigt auch die seelischen Dimensionen auf. Ist bei einem Menschen ein bestimmter Muskel geschwächt, so kann man davon ausgehen, daß er Probleme mit einem besonderen

Den Muskeltest kann man nicht alleine zu Hause durchführen. Sie benötigen dazu die Hilfe eines Kinesiologen. Die Übungen können Sie dagegen jederzeit nach Lust und Laune anwenden.

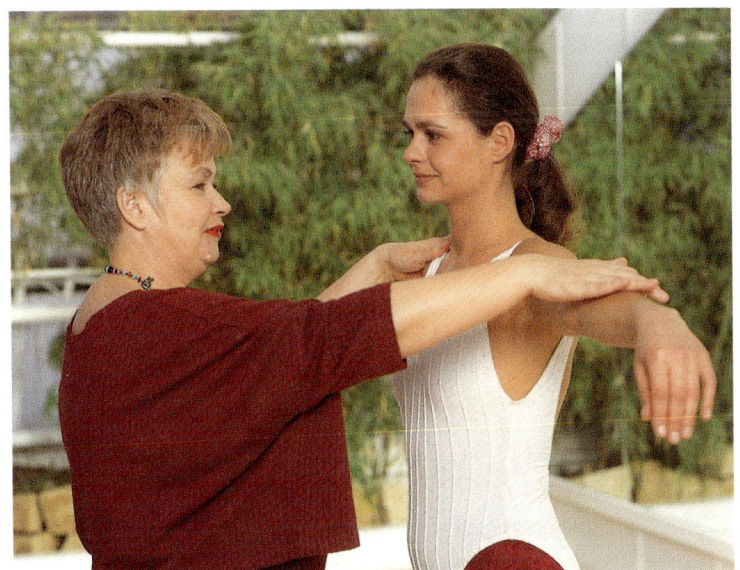

Die Muskelkraft eines Menschen steht in Verbindung zu dessen Energiehaushalt: Ist bei einem Muskeltest das Resultat ein nachgebender, also schwacher Muskel, so steht das gleichbedeutend für fehlende oder mangelhafte Energie in einem bestimmten Körperbereich.

In der kinesiologischen Arbeit wird ein starker Muskel mit viel Energie immer mit einem »Ja«, ein schwacher dagegen mit einem »Nein« interpretiert. Letzteres bedeutet, daß Ihr Körper unter Energiemangel leidet.

Thema hat. Denn jeder Muskelpartie ist auch ein spezieller emotionaler Bereich zugeordnet. Somit ist der Muskeltest ein hervorragendes Mittel für Sie selbst, mit Hilfe eines Kinesiologen Ihre Stressoren aufzufinden. Denn diese verursachen körperliche Beschwerden und/oder Probleme auf der Gefühlsebene. Hat man eine Muskelschwäche durch den Test lokalisiert, können die durch Stressoren ausgelösten Energieblockaden auf den betroffenen Meridianen mit speziellen kinesiologischen Übungen aufgelöst werden.

Wer wird getestet?

Jeder Mensch kann sich problemlos dem Muskeltest unterziehen. Bei Kranken, die unter einer Bewegungseinschränkung leiden, oder sehr kleinen Kindern kann man eine Ersatzperson zum Test hinzuziehen. Bei Erwachsenen kann dies der Partner und bei Kindern der Vater oder die Mutter sein. Der Ersatzpartner berührt während des kinesiologischen Muskeltests die Testperson und nimmt dann selbst die Testhaltung ein. Dabei ist der Energiefluß zwischen Testperson und Ersatzpartner durch den Hautkontakt gewährleistet. Der Energiezustand des Menschen, der getestet werden will, ist somit an dem »geliehenen« Muskel des anderen sichtbar.

Vorbereitungen zum Armtest

Der Armtest stellt ein sehr anschauliches Beispiel für den kinesiologischen Muskeltest dar. Vor jedem Test beim Kinesiologen findet eine entsprechende Vorbereitung statt:
- Sie stehen aufrecht und strecken einen Arm zur Seite. Ihre Handfläche zeigt dabei zum Boden.
- Sagen Sie nun laut: »Ja.«
- Der Kinesiologe oder Kinesiologin wird Sie nun auffordern, stark zu sein, und drückt Ihren Arm nach unten.

Versuchen Sie dabei, so gut es geht, Ihren Arm in der Grundposition zu halten.
- Jetzt sagen Sie laut: »Nein.«
- Der Kinesiologe übt wieder Druck auf Ihren Arm aus. Und jetzt geben Sie ihm mit Ihrem Arm nach. Diesen Prozeß nennt der Kinesiologe, »der Muskel schaltet«.

Reagiert Ihr Arm auf den Druck jedoch umgekehrt und gibt nicht nach, so führen Sie folgende Maßnahmen durch:
- Trinken Sie etwas Wasser.
- Nehmen Sie die »Sitzacht« (siehe S. 49) ein.
- Klopfen Sie sich gegen Ihre Thymusdrüse (siehe S. 12).
- Beginnen Sie anschließend erneut mit den Vorbereitungen zum Muskeltest. Erst wenn Ihr Muskel problemlos »schaltet«, gehen Sie über zum eigentlichen Test.

So wird Ihr Armmuskel getestet

Stehen Sie aufrecht in entspannter Haltung, und strecken Sie einen Arm zur Seite. Wie bei der vorbereitenden Übung zeigt die Handfläche in Richtung des Bodens. Der Kinesiologe fordert Sie jetzt auf, stark zu sein, und übt von oben Druck auf Ihren Arm aus. Halten Sie den Arm trotz der Druckeinwirkung ohne größere Anstrengung in dieser Position, so besitzen Sie viel Energie. In der Kinesiologie heißt dieser Vorgang: »Der Muskel testet stark«.
Gibt Ihr Arm dem Druck jedoch nach, und Sie können ihm nicht lange standhalten, so besitzen Sie nur wenig Energie. »Der Muskel testet schwach«.

Interpretation des Muskeltests

Während des Tests können Sie auch an ein bestimmtes Gefühl oder eine vergangene Situation denken. Wenn Sie diesen psychischen Aspekt mit in den Muskeltest einbezie-

Beim Muskeltest geht es nicht um die reine muskuläre Kraft. Getestet wird die Energie. D. h. je weniger Kraft beim Test nötig ist, desto besser und sensibler ist das Ergebnis.

27

hen, erhalten Sie auch Aufschluß, welche Themen Ihnen in welcher Intensität Streß bereiten.

Gibt der Armmuskel beim Test nach, so ist das Thema, auf das Sie sich konzentriert haben, streßbesetzt. Sie verfügen zu diesem Thema über zu wenig Energie. Gibt der Muskel dagegen nicht nach, und Sie können den Arm weiter mühelos hochhalten, dann ist für Sie dieser Gedanke streßfrei. Sie besitzen genügend Energie, um sich mit dem besonderen Thema oder der speziellen Situation in angemessener Weise auseinanderzusetzen und hier etwas zu bewegen.

Grenzen des Muskeltests

Diagnose, Behandlung und das Verschreiben von Medikamenten gegen bestimmte körperliche Beschwerden gehören immer in die Hände eines medizinisch ausgebildeten Fachmannes oder einer Fachfrau.

- Beachten Sie bitte, daß der Test nicht Ihrer persönlichen Zukunftsvoraussage dient! Wenn Sie auf der Grundlage Ihres heutigen Wissensstandes nach der Zukunft fragen, legen Sie sich in gewisser Weise fest. Das ist um so bedauerlicher, als Sie so mögliche neue Erfahrungen und Erkenntnisse ausschließen. Sie begrenzen sich vielmehr selbst und nehmen sich die Möglichkeit, sich zu verändern, weiterzuentwickeln oder spontane Entscheidungen zu treffen.

- Das Testergebnis sollten Sie immer relativiert betrachten. Denn es steht nicht für die objektive allgemeingültige Wahrheit. Es gibt Ihnen im besten Sinne Auskunft über Ihr subjektives Empfinden, also Ihre auf Sie persönlich zugeschnittene Wahrheit. Darin stecken Ihre individuell gemachten Erfahrungen, Ihre Gefühle, Erinnerungen oder Vorurteile und Ihre daraus folgende körperliche Reaktion!

- Der Test dient nicht der exakten Diagnose von Beschwerden! Vermeiden Sie als Laie, konkrete Fragen nach ganz bestimmten körperlichen Störungen zu stellen. Diese Fragen und damit auch die Antworten sind immer angstbesetzt und erzeugen dadurch Streß im Körper. Durch diese innere Einstellung, die von der Angst vor Beschwerden regiert wird, kann Ihr Muskel im Test schwach reagieren. Das Testergebnis wird dadurch ungenau und wenig aussagekräftig, was Ihren sonstigen Energiehaushalt betrifft.

Zusammenfassend läßt sich sagen, daß der Muskeltest Auskunft über Ihren ganz persönlichen energetischen Zustand erteilt. Und dieses Ergebnis basiert auf Ihren bewußten und unbewußten Erinnerungen. Dabei kann es sich um Lernerfahrungen handeln, beeindruckend schöne oder auch unangenehme Situationen, starke emotionale Empfindungen oder welche Ursachen auch immer Sie »stark« oder »schwach« fühlen ließen.

Der Test bezieht sich auf die Gegenwart, nicht auf Zukunft oder Vergangenheit. Er sagt nur etwas über Ihren augenblicklichen energetischen Zustand aus. Natürlich schließt er auch vorangegangene Erfahrungen und Erlebnisse ein, denn sie beeinflussen ja Ihr derzeitiges Befinden mit.

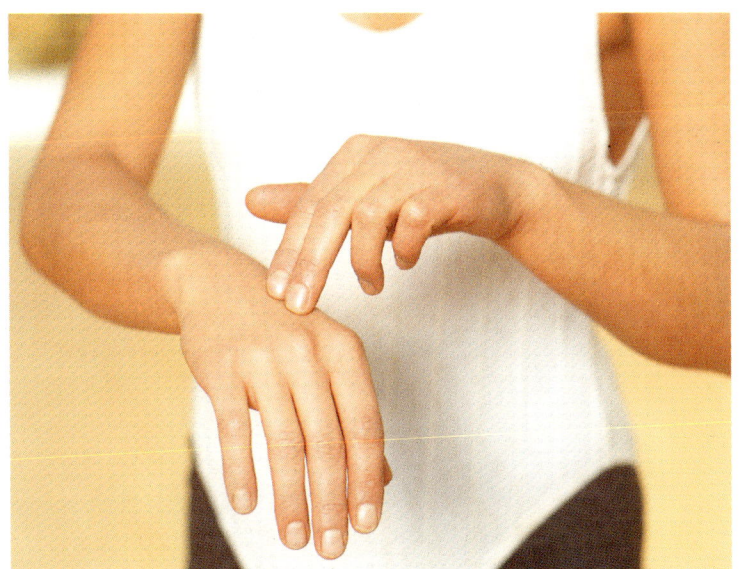

Ebenso wie der Muskeltest ist auch der Hauttest Barometer eventueller energetischer Disbalancen. Der Vorteil des Hauttestes: Sie können ihn allein durchführen. Reiben Sie Ihre Haut mit dem Zeigefinger und sprechen dabei »ja«, dann gleitet der Finger glatt und reibungslos über die Haut (siehe S. 37).

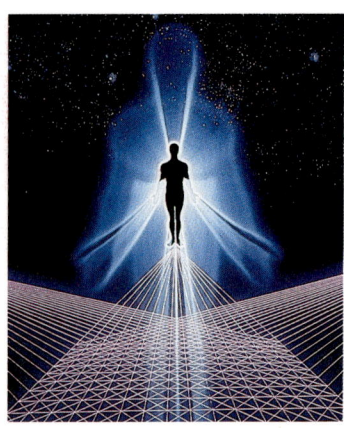

Der Mensch ist Teil des Kosmos.

Selbstverantwortlich leben

Manchmal handeln und urteilen wir entgegen unseren innersten Bedürfnissen und Überzeugungen. Das liegt nicht nur daran, daß wir uns bisweilen schwach oder instabil fühlen. Der Hauptgrund dafür liegt vielmehr darin, daß wir uns der Ursachen, warum wir auf die ein oder andere Art und Weise handeln oder warum wir das ein oder andere Urteil fällen, gar nicht recht bewußt ist. Viele Entscheidungen, die wir in unserem Leben treffen, wirken vor diesem Hintergrund bisweilen automatisiert. So gehen wir an bestimmte Situationen nicht wach und aufmerksam heran, sondern handeln in ihnen aus einer Art geistigem Reflex heraus, von dem wir momentan gar nicht wissen, wie er entstanden ist. Wissenschaftliche Studien belegen, daß uns Menschen lediglich 15 Prozent der gedanklichen Verknüpfungen, die täglich im Gehirn ablaufen, tatsächlich bewußt sind. Der überwiegende Teil geistiger Arbeit findet dagegen unbewußt statt.

Verantwortung ist die Fähigkeit, jede Situation im Hier und Jetzt anzunehmen und aus der Gegenwart heraus die im Moment für Sie richtige Antwort zu finden.

Sich von alten Maßstäben frei machen

Aufgrund dessen muß man sich nicht wundern, daß viele Menschen weit mehr nach anerzogenen Wertemustern, den in unserer Gesellschaft üblichen Normen und von anderen Personen übernommenen, zum Teil autoritär anerzogenen Maßstäben denken und handeln als nach ihrer eigenen Überzeugung. Diese Art des Handelns und Lebens ist aus kinesiologischer Sicht jedoch keinesfalls selbstverantwortlich.

Gespeicherte Maßstäbe

Das menschliche Gehirn ist in zwei Häften geteilt: die linke und die rechte Hemisphäre. Auf der linken Seite befindet sich u. a. das in der Kinesiologie sogenannte »Allgemeine Integrations-Zentrum« (AIZ); hier sind Werturteile, Richtlinien für unser Handeln und unsere Urteile, das Bild, welches man von sich selber hat und eine Vielzahl moralischer und ethischer Maßstäbe gespeichert. Nach ihnen wurden wir in der Regel erzogen, und wir erkannten sie unter Umständen später selbst als gültig an.

Diese Integrationszone bildet sich zu dem Zeitpunkt, wenn ein Kind zu sprechen lernt. Wenn das Kind während seiner Erziehung stark verunsichert wird, kann es dazu kommen, daß es Aussagen speichert, wie: »Das schaffst du nie. Das kannst du nicht. Dazu bist du zu klein, zu ungeschickt, zu dick oder zu dünn.« Und es wird in diesem ungünstigen Fall von Erfahrungen geprägt, die besagen: »Ich kann nicht singen, nicht zeichnen oder nicht tanzen. Ich bin klein, schwach und hilflos. Keiner mag mich.«

Unbewußtes Handeln

In Konfliktsituationen verhalten sich die meisten Menschen automatisch nach den in ihrem AIZ in der linken Gehirnhälfte verankerten Maßstäben und Urteilen. Diese Art des Handelns hat jedoch nicht ausschließlich Nachteile. Denn unsere Wertmaßstäbe behalten selbstverständlich in vielen Lebenslagen ihre Gültigkeit. Es ist z. B. völlig klar, daß wir einem anderen Menschen nicht bewußt weh tun sollten. Wenn wir diesen moralischen Grundsatz durch Erziehung angenommen und verinnerlicht haben, wird er immer seine Gültigkeit behalten. Wir werden uns also unbewußt davor hüten, jemand anderem Schmerz zuzufügen.

> Viele Menschen gehen davon aus, daß sie geliebt werden, wenn sie sich so verhalten, wie ihr Gegenüber es von ihnen erwartet. Der Preis dafür ist jedoch meistens der Verlust persönlicher Autorität.

Leider sorgen andere Wertmaßstäbe jedoch dafür, daß man oft in alten, eingefahrenen Mustern reagiert und sich daher in bestimmten wiederkehrenden Situationen immer wieder gleich verhält. Alles auszusprechen, was einem auf dem Herzen liegt, entspricht bei vielen Menschen nicht den Regeln. Aus diesem Grund verschweigen sie oft automatisch bestimmte Dinge, weil »man« über sie eben nicht spricht. Auf diese Weise ist keine ehrliche Kommunikation möglich, und der Mensch begrenzt sich – unbewußt – selbst und wird unglücklich.

Das Unterbewußtsein ansprechen

Die wichtigsten Fragen, die man sich aus der kinesiologischen Weltsicht heraus stellen muß, lauten: »Wie sehr vertraue ich in mich selbst, richtig zu sein, richtig zu handeln und am besten zu wissen, was für mich gut ist?« – und: »Übernehme ich die Verantwortung für mein Leben sowie für alles, was ich getan oder unterlassen habe?«

Normalerweise können Sie Ihr Unterbewußtsein durch Psychoanalyse, die Deutung Ihrer Träume, durch Tiefenmeditation oder die Versenkung in einen Hypnosezustand erreichen. Mit der Kinesiologie und dem Muskeltest erreichen Sie Ihre unbewußte Ebene schnell und auf direktem Wege. Unbewußte Reaktionen und Gedanken beruhen immer auf früher gemachten Erfahrungen und Erinnerungen. Den Kreislauf von daraus resultierenden immer gleichen Verhaltensweisen zu ändern ist das Ziel der Kinesiologie. Mit ihrer Hilfe können Sie sich aus eingefahrenen, unbewußten Denkschemen befreien.

Über die Muskeln zum Unbewußten

Wie kann nun der Muskeltest Aussagen über unser Unterbewußtsein treffen? Dazu muß man sich nur folgendes klarmachen: Ein Schmerzzustand in einem Körper ist eine Mitteilung des Unterbewußten an das Bewußtsein. Versteht man die Mitteilung und kann den körperlichen Schmerz richtig interpretieren, so erfährt man eine Menge über den Zustand seines Unterbewußtseins sowie seiner tatsächlichen

Verhaltensmuster. Mit der richtigen und ehrlichen Interpretation des Muskeltests ist man dann in der Lage, ein neues Verhalten für eine bestimmte Situation einzuüben, das dem unserer inneren Stimme entspricht. Der Muskeltest macht Ihnen lediglich Ihr unterbewußtes Denken und Handeln deutlich. Und damit erhalten Sie die Chance, sich zu ändern und Ihr Leben besser zu gestalten und zu genießen.

Sind Sie Ihre eigene Autorität?

Haben Sie sich einmal gefragt, wie oft Sie nur das tun, was Ihrem tiefsten Inneren entspricht? Wie oft haben Sie auf bestimmte Handlungen, Entscheidungen oder Verhaltensweisen verzichtet, weil Ihnen jemand gesagt hat: »Das schaffst du nicht.« Oder: »Das tut man nicht.« In wie vielen Situationen haben Sie nicht gesagt, was Sie eigentlich hätten sagen sollen – aus Angst vor Konflikten und Streitereien? Wie oft haben Sie erlebt, daß zwischen Ihnen und einem anderen Menschen etwas Unausgesprochenes stand?

Verantwortung übernehmen

Was immer Sie auch auf Anraten eines anderen tun, den oder die Sie als Autorität akzeptierten – Sie sind es, der handelt. Darüber müssen Sie sich immer im klaren sein, und dafür tragen auch nur Sie die Verantwortung. Wenn Sie diese Erkenntnis akzeptieren, vertrauen Sie auch gleichzeitig sich selbst. Und Selbstvertrauen bringt auch eigene, selbständige Entscheidungen mit sich, über die nur Sie die Autorität besitzen. Diese unter Umständen »neue« Verhaltensweise wird sich positiv auf Ihr eigenes Wohlbefinden und das Ihrer Mitmenschen auswirken. Lernen Sie mit Hilfe der Kinesiologie, bewußt die Verantwortung zu übernehmen.

Verantwortung ist die Fähigkeit, jede Situation im Hier und Jetzt anzunehmen und aus der Gegenwart heraus die im Moment für Sie richtige Antwort zu finden.

Streß-Lösungstechniken

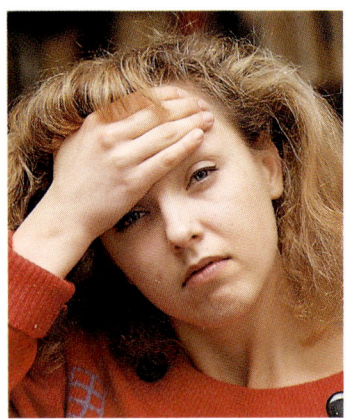

Eine typische Geste ist, sich an die Stirn zu fassen. Sie soll helfen, das Nachdenken oder Sich-erinnern zu aktivieren.

Der Begriff »Streß« ist heutzutage selbst Schulkindern schon geläufig. Streß bedeutet im Wortsinn eine »den Körper belastende oder angreifende, stärkere Leistungsanforderung«. Er kann körperliche wie psychische Belastungen erzeugen, welche wiederum Überforderung und Krankheiten auslösen können. Techniken, die gezielt dem Streß und seinen möglichen negativen Folgen entgegenwirken, gewinnen heutzutage immer mehr an Bedeutung.

Streß und seine Auswirkungen sind in der Kinesiologie ein zentrales Thema. Die kinesiologischen Übungen bieten Ihnen daher nicht nur Möglichkeiten, mit Streß besser umzugehen, sondern ihn langfristig ganz gezielt abzubauen.

Streß ist an und für sich eine wichtige Alarmreaktion unseres Körpers, die es ihm ermöglicht, auf erhöhte Belastungen zu reagieren. Dabei ist es gleichgültig, ob diese seelischer oder körperlicher Natur sind.

»Vorne/Hinten halten« (V/H)

»V/H« ist eine einfach anzuwendende Streß-Lösungstechnik der Kinesiologie. Denken Sie einmal daran, wie oft Sie unbewußt eine Hand an die Stirn legen, wenn Sie etwas suchen oder angestrengt nachdenken? Was machen Sie als Mutter oder Vater, wenn Ihr Kind unruhig ist? Sie streichen sanft über seine Stirn oder lassen die Hand eine Weile dort ruhen. Dieses Verhalten legen wir in vielen Fällen automatisch an den Tag.

Mit der Technik des »Vorne/Hinten-Haltens« setzen Sie folgende Vorgänge in Ihrem Körper in Bewegung:

• Sobald Ihre Hand die Stirn berührt, wird die Blutversorgung in den Stirnlappen aktiviert. Die Kinesiologie kennt diese Zone als das »Bewußt Assoziative Denken« (BAD). Ich nenne sie auch den bewußten Denkbereich; mit seiner Hilfe sind Sie in der Lage, sich in bestimmten Situationen neue Wege auszudenken.

- Mit der anderen Hand berühren Sie Ihren Hinterkopf. Hier, in den Hinterhauptlappen befindet sich der »primäre visuelle Bereich«. In dieser Zone sind Ihre Erinnerungen als Bilder gespeichert.

Was immer in beiden Gehirnbereichen abläuft, geschieht ohne Gefühle. Diese entstehen erst, wenn Sie das, was Sie sehen oder sich vorstellen, unbewußt mit den in Ihrem »Allgemeinen-Integrations-Zentrum« (AIZ) (siehe S. 31) gespeicherten Wertmaßstäben vergleichen.

Selbständig Streß abbauen

Während Sie die Technik des »Vorne/Hinten-Haltens« durchführen, geben Sie in Ihren visuellen Erinnerungsspeicher einen neuen Gedanken ein. Dabei atmen Sie ruhig und gleichmäßig. Sie können nun verschiedene Wege einschlagen:

1. Betrachten Sie den gerade erlebten Konflikt oder die problematische Situation, in der Sie möglicherweise stecken, genau so, wie Sie sie im Moment empfinden. Lassen Sie dabei alle Gefühle zu, die diese Situation in Ihnen auslöst. Dann verändern Sie in Gedanken diese Grundsituation, die in Ihnen Streß erzeugt, und stellen sich vor, wie sie idealerweise Ihrer Meinung nach sein sollte.

2. Beschäftigen Sie sich mit Ihrem Verhalten, das aus dem Unwohlsein herrührt. Denken Sie dann an Ihr Verhalten, wie es im besten Falle aussehen könnte. Formulieren Sie dazu mehrere positive Aussagen. Diese nennt man Affirmationen. Ein Beispiel: »Ich bin stark genug, um diese

Es gibt zwei Arten von Streß: Eustreß und Distreß (»eu« bedeutet gut, »di« dagegen schlecht). Eustreß bezeichnet die positive Anspannung der Muskeln und den wachen, reaktionsbereiten Organismus. Ein gewisses Maß an Eustreß benötigen wir also, ist er jedoch wiederholt oder dauerhaft gesteigert, wird aus dem motivierenden Eustreß der krankmachende Distreß.

Situation zu bewältigen.« Wiederholen Sie diese Affirmation ganz konzentriert mehrmals laut (mindestens siebenmal hintereinander).

3. Denken Sie sich selbst Wege und Möglichkeiten aus, die Sie aus dem Konflikt oder der unangenehmen Situation herausführen. Wichtig ist, daß Sie jedes Thema und jedes Bild Ihrer momentanen Lage positiv beenden.

So prüfen Sie Ihre Gefühlslage

Den Selbsttest führen Sie durch, um festzustellen, wo Sie sich im Moment gefühlsmäßig befinden. Er zeigt Ihnen, ob Ihre Meridiane in der korrekten Laufrichtung fließen.

Mit Hilfe des nebenstehenden Selbsttests können Sie feststellen, wie es im Moment um Ihre allgemeine Gefühlslage bestellt ist. Das Ergebnis basiert auf Ihren bewußten oder unbewußten Erinnerungen, also erlebten Lernerfahrungen, schönen oder unangenehmen Situationen und starken Emotionen. Es umfaßt alles, wann immer Sie sich stark oder schwach fühlten. Sollten Sie feststellen, daß Sie unter Streß leiden und Ihr Verhalten dadurch beeinflußt wird, »polen« Sie sich mit der danach beschriebenen Übung um. Sie werden schnell merken, daß Sie wieder auf Ihre natürlichen Empfindungen zurückkommen.

Gefühlszustände wandeln

Hat der Test gezeigt, daß Ihr Verhalten den umgekehrten Reaktionen entspricht, führen Sie die nachstehende Übung, genannt »Sitzacht«, durch:

- Setzen Sie sich bequem hin, und legen Sie Ihr rechtes Bein über das linke oder das linke Bein über das rechte. Wichtig dabei ist nur: Wählen Sie nicht das Bein, welches Sie im ersten Moment spontan über das andere legen wollen. Nehmen Sie statt dessen die Stellung ein, die sich jetzt für Sie unbequemer anfühlt. Umfassen Sie jetzt mit der rechten Hand die Ferse des Fußes von dem Bein, das Sie über-

Selbsttest – Hauttest

- Streicheln Sie sanft mit dem Zeigefinger Ihrer rechten Hand den Handrücken Ihrer linken Hand. Spüren Sie dabei intensiv Ihre Hautoberfläche.
- Sprechen Sie mehrmals hintereinander ganz ruhig und mit kurzen Pausen dazwischen: »Ja.«
- Streicheln Sie weiter Ihren Handrücken und sagen jetzt: »Nein.« Spüren Sie dabei wieder ganz bewußt Ihre Hautoberfläche.

Merken Sie, wie sich der Hautwiderstand verändert? Bei »Ja« gleitet der Finger leicht über die Haut, während er bei »Nein« mühsamer über die Haut streicht oder sogar stehenbleibt.

- Zählen Sie nun von eins bis fünf, und streifen Sie dabei wieder mit dem rechten Zeigefinger über den linken Handrücken.
- Fahren Sie fort mit der Bewegung und zählen jetzt rückwärts von fünf bis eins.

Der Finger sollte beim Vorwärtszählen sanft und reibungslos über die Haut fahren und beim Rückwärtszählen schwerfälliger oder gar nicht über den Handrücken gleiten.

Ist bei Ihnen der Fall umgekehrt, befinden Sie sich zur Zeit vielleicht in einer extremen Lebenslage. Ihre Reaktionen sind so gesehen verdreht (»reversed«). Das liegt daran, daß Ihre Energiebahnen, die Meridiane, ihre Laufrichtung verändert haben. Jedes »Ja« empfinden Sie daher wie ein »Nein« und umgekehrt.

Wichtig ist die innere Einstellung, die Sie in belastende Situationen mitbringen. Versuchen Sie in Diskussionen und Auseinandersetzungen entspannt und tolerant zu bleiben - Kinesiologie hilft Ihnen dabei.

geschlagen haben. Legen Sie dann die linke Hand auf den Fußrist.

- Bleiben Sie ca. eine Minute in dieser Position sitzen.
- Führen Sie erneut den Hauttest durch, und kontrollieren Sie das Ergebnis. Sie werden feststellen, daß Ihr Verhalten nun der ursprünglichen Bedeutung des »Ja« und dem »Nein« entspricht und Sie wieder natürlich empfinden.

Sich den Kopf vorne und hinten zu halten aktiviert die Blutversorgung in der Stirn und Ihr Erinnerungsvermögen am Hinterkopf.

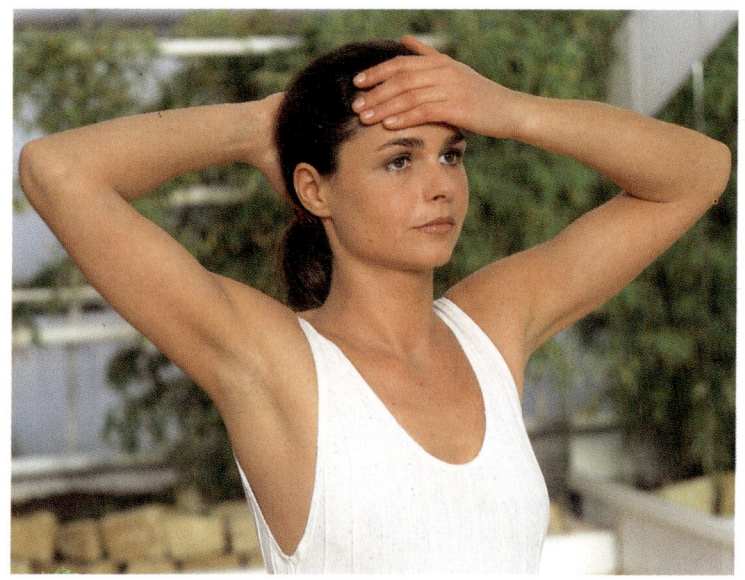

Ihr persönliches Verhaltensbarometer

Wer sich bestehenden Situationen und Menschen in ihrem Verhalten ausgeliefert fühlt und sich als Opfer von Terminen und Vorgaben sieht, empfindet Belastungen viel schneller als Streß.

Grundsätzlich gibt es zwei Verhaltensmuster, die wir in bestimmten Situationen oder auf Menschen bezogen anwenden. Ich nenne diese beiden Verhaltensweisen das Verhaltensbarometer oder »entweder-oder«-Verhalten.

1. Man lebt in der Gegenwart und nimmt die Situation oder den jeweiligen Menschen an, so wie sie sind. In diesem Fall fühlt man sich wohl, und es geht einem gut.
2. Man weigert sich, eine bestimmte Situation oder einen Menschen so anzunehmen, wie sie sind. In diesem Fall liefert man sich seinen in der Erinnerung gespeicherten Maßstäben und Werturteilen, die irgendwann in der Vergangenheit entstanden, aus. Man fühlt sich insgesamt unwohl. Und bei plötzlich auftretenden Konflikten oder Schwierigkeiten entsteht schnell Streß.

Fühlen Sie sich öfter unwohl und können sich dies nicht so recht erklären, dann leben Sie die meiste Zeit wahrscheinlich nach den unter 2. beschriebenen Verhaltensmustern. Machen Sie sich jedoch gewahr, daß es für jede Verhaltensweise, die Sie an die gespeicherten Erinnerungen der Vergangenheit bindet, gleichzeitig eine positive gibt. Und dieses »gute« Verhalten kann Sie jederzeit wieder mit Wohlbefinden erfüllen und zurück in die Gegenwart bringen.

Die drei Ebenen

Unser Verhaltensbarometer oder »entweder-oder«-Verhalten besteht aus drei Ebenen, der bewußten, der unterbewußten und der körperlichen. Wann immer Sie gegen etwas oder jemanden eingestellt sind, weigern Sie sich, die Situation oder den Menschen, so wie sie sind, anzunehmen. Das liegt daran, daß Sie mit den Jahren eine Menge logischer Gründe dafür gesammelt haben, warum Sie sich bewußt gegen etwas wenden. Persönliche Erfahrungen oder Überzeugungen wie: »Bestimmte Dinge lassen sich eben nicht ändern« oder »Gespräche mit dem Chef sind immer unangenehm« geben Ihnen scheinbar recht.

Wer sich bewußt gegnerisch verhält, fühlt sich auch im tiefsten Inneren feindselig. Sie empfinden automatisch jedes und jeden, der nicht mit Ihren gespeicherten Erinnerungsmustern korrespondiert, als Feind. Wer sich jedoch feindselig fühlt, kann sich nicht wohl befinden.

Die körperliche Ebene schließlich signalisiert Ihnen bei einem gegnerischen Verhalten Gleichgültigkeit. Sie sind in diesem Moment nicht bereit, die Gegenwart so anzunehmen, wie sie ist. Also sind Ihnen Ihr Körper, Ihr Geist und Ihre Mitmenschen im Prinzip gleichgültig. Die häufige Folge dieses Verhaltens ist das Versinken in eine pessimistische Grundhaltung.

Das Verhaltensbarometer oder »entweder-oder«-Verhalten gibt Ihnen immer Auskunft über alle drei Ebenen zugleich. Denn diese sind untrennbar miteinander verbunden.

Alle Erfahrungen sind in unserem Unterbewußtsein gespeichert, auch Dinge, an die wir uns bewußt nicht mehr erinnern können und die wir verdrängt haben. Deshalb können bestimmte Situationen negative Gefühle auslösen, für die es zunächst keinen offensichtlichen Grund gibt.

Das Verhalten ins Positive wenden

- Legen Sie eine Hand an die Stirn, die andere an den Hinterkopf (»Vorne/Hinten halten«), und sprechen Sie laut: »Ich entscheide, daß ich die Situation annehme, wie sie ist. Ich nehme die beteiligten Personen an, wie Sie sind, und ich nehme mich selbst an, wie ich bin.«
- Sprechen Sie die Sätze einige Male am besten laut vor sich hin. Atmen Sie dabei tief ein und aus, und fühlen Sie in sich selbst hinein.

Der Einfluß des Unterbewußtseins

Jedesmal wenn wir beispielsweise Angst davor haben, etwas zu verlieren, versuchen wir diesen Prozeß aufzuhalten. Ein gutes Beispiel dafür ist das Verhältnis eines Kindes zu seinen Eltern. Ein Kind bekommt Angst, die Liebe der Eltern zu verlieren, wenn es nicht ihren Wünschen entspricht. Obwohl es manchmal unbewußt besser weiß, was das Richtige für es ist, sichert es lieber die Zuneigung der Eltern, als sich selbst durchzusetzen. Das Kind stellt sich der Konfliktsituation nicht, weil es sich fürchtet, sie anzunehmen. Es hält in diesen Fall seinen persönlichen Entwicklungsschub an.

Indem es die Angst vor Liebesentzug zuläßt, trennt es sich von seinem Selbstvertrauen, seinen ursprünglichen Stärken und Fähigkeiten, und manches Mal sogar von Menschen. Dieses Verhalten lassen einen Menschen langfristig gesehen zornig und feindselig werden.

Wer diese oder ähnliche Erfahrungen selbst gemacht hat, sollte folgendes beherzigen: Befürchten Sie zukünftig keinen Liebesverlust mehr! Nehmen Sie statt dessen eine Konfliktsituation, in der sich dieses Problem stellt, an. Sie werden feststellen, daß Ihr Selbstvertrauen auf diese Weise wieder gesundet, und daß Sie sich selbst und andere lieben können.

Die bewußte Ebene wandeln

Mit einigen wenigen Grundgedanken, die Sie tagtäglich beherzigen sollten, wird es Ihnen leicht fallen, langfristig Ihr Verhalten zum Positiven hin zu wenden:

• Nehmen Sie eine Situation oder einen Menschen an, anstatt gegnerisch zu denken und zu handeln.

• Seien Sie gewillt, anstatt zornig zu reagieren.

• Seien Sie interessiert, anstatt zu grollen oder beleidigt zu sein.

Die Körperebene

In ausweglos erscheinenden Situationen, denen wir uns ausgeliefert fühlen, sehen wir uns häufig machtlos. Es scheint keine Möglichkeit zur Wahl zu geben, und unser Verhalten scheint nur in eine Richtung führen zu können. Manchmal neigt man in solchen Situationen auch dazu, andere zu beschuldigen. Auch hier werden bisweilen unangenehme Erinnerungen an die Kindheit wach, in denen wir uns machtlos und klein fühlten. Tatsächlich geben wir in solchen Momenten jedoch unsere Verantwortung für uns sowie unsere Autorität ab. Die Folge: Wir verlieren das Gefühl für uns selbst und damit unser Selbstbewußtsein.

Wer im harmonischen Einklang mit sich und seiner Umwelt lebt, hat die Möglichkeit, sein Leben und jede neue Situation selbst zu bestimmen, anstatt sich fatalistisch seinem Schicksal zu ergeben.

Treffen Sie Ihre Wahl

Denken Sie immer daran, daß Sie in jeder Situation eine für Sie dazu passende Verhaltensweise wählen können. Und: Sie sind nicht machtlos, sondern gleichwertig mit allen anderen Menschen. Interessieren Sie sich auch dafür, warum sich andere Menschen in bestimmten Situationen so verhalten, daß diese für alle Beteiligten unangenehm wird.

41

Die unbewußte Ebene ändern

So beeinflussen Sie positiv Ihr Unterbewußtsein:
- Seien Sie begeistert statt feindselig.
- Fühlen Sie sich sicher, anstatt Angst vor einem möglichen Verlust zu haben.
- Fühlen Sie sich immer gleichwertig, anstatt von Kummer und Schuldgefühlen geplagt zu werden.

Wählen Sie ganz bewußt Ihren Standpunkt, oder ändern Sie ihn, wenn Ihnen danach ist. Das Wichtigste bei alledem ist jedoch: Seien Sie wach im Hinblick darauf, was jetzt im Moment geschieht. Denn dann befinden Sie sich ganz in der Gegenwart und sind losgelöst von gespeicherten und manchmal hemmenden Verhaltensmustern.

Gefühle bestimmen

Werfen Sie bei der nächsten Konfliktsituation einen Blick auf alle drei Ebenen des Verhaltensbarometers. Analysieren Sie dabei genau die Emotionen, die Sie gerade bewegen. Fühlen Sie sich z. B. zornig, so machen Sie den Selbsttest mit der Hautoberfläche Ihrer linken Hand.

- Führen Sie den Test von Seite 37 durch.
- Danach fragen Sie sich selbst: »Bin ich zornig?«, während Sie weiter über Ihren Handrücken reiben.
- Gleitet Ihr Finger dabei leicht über Ihren Handrücken, ist die Antwort: »Ja, ich bin zornig.« Gleitet Ihr Finger schwerfällig oder gar nicht darüber, lautet die Antwort: »Nein, ich bin nicht zornig.«

Lautete Ihre Antwort »Ja«, so werfen Sie einen Blick auf die beiden anderen Ebenen: Unbewußt empfinden Sie Angst vor einem möglichen Verlust; auf der körperlichen Ebene spüren Sie hingegen Trennung.

Ziel der japanischen Kampfkünste ist es, stets gelassen, tolerant und humorvoll zu bleiben. Dies zeigt, daß wir Gefühle auch in Konfliktsituationen aktiv bestimmen und vom Negativen ins Positive umpolen können.

Gefühle wandeln

Legen Sie eine Hand an die Stirn, die andere an den Hinterkopf (»Vorne/Hinten halten«), und betrachten Sie nun Ihren Zorn oder Ärger und die Gründe für dieses Gefühl. Führen Sie den oben beschriebenen Selbsttest mit folgenden Fragen durch:

- Wo befinden sich meine Gefühle gerade? Auf der bewußten, der unterbewußten oder der körperlichen Ebene?

Jede Ebene sprechen Sie mehrmals an und streichen dabei mit dem rechten Zeigefinger über den linken Handrücken.

- Stellen Sie sich die Frage: »Finde ich mein Verhalten auf der körperlichen Ebene?«, und Ihr Finger gleitet dabei leicht über Ihre Hautoberfläche, so lautet die Antwort: »Ja, es liegt auf der körperlichen Ebene.«

Diese Fragestellung bietet sich auch für andere Ebenen an.

- Fahren Sie nun fort mit dem Test, und fragen Sie sich langsam und deutlich: »Empfinde ich Gleichgültigkeit, Trennung, oder daß ich keine Wahl habe?«

Das Wort, bei dem der Finger reibungslos über die Haut fährt oder sogar dabei stehenbleibt, entspricht Ihrem momentanen Gefühl.

- Wandeln Sie Ihre Einstellung und Ihr Verhalten anschließend mit der Technik des »Vorne/Hinten-Haltens«.

Die beschriebenen Übungen lassen sich jederzeit und an jedem Ort ausführen. Sie eignen sich für Menschen aller Altersklassen, da sie sehr einfach und unkompliziert anzuwenden sind.

Entspannungsübungen

Die folgenden Übungen zur Entspannung und zum Streßabbau wählen Sie entsprechend Ihren momentanen Bedürfnissen. Wer z. B. seine Augen während der Arbeit vor dem Computer stark belastet hat, wählt die Augenübungen. Wer unter Rückenbeschwerden leidet, entspannt sich mit kreisenden Armbewegungen. Und wer vor einer unangenehmen Auseinandersetzung oder einem wichtigen Termin steht,

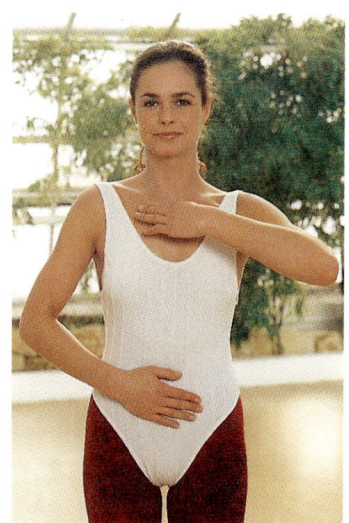

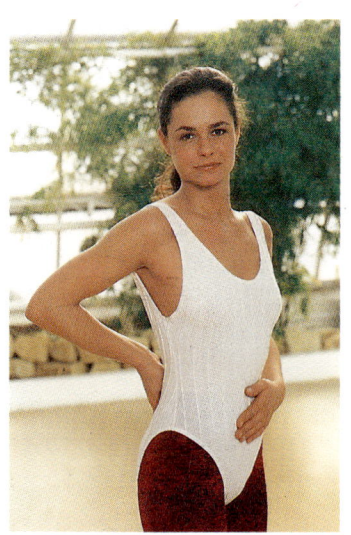

Der Selbsttest ist für eine akute Situation bestimmt. Die Erkenntnisse, die Sie daraus ziehen, sind jedoch kein Ersatz für eine kinesiologische Sitzung. Hier dringt man tiefer in seine drei Ebenen ein und kann körperlich-geistige Verspannungen anhaltend lösen.

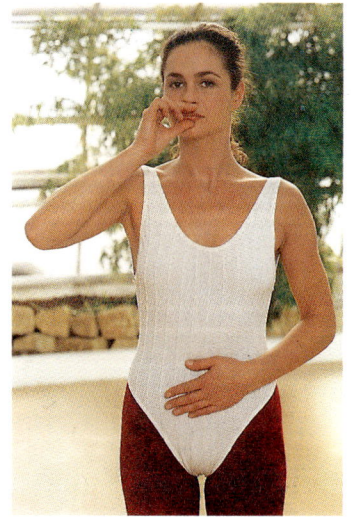

kann sich geistig mit dem »Bürsten« des Zentralmeridians (siehe S. 34) wappnen. Alle Übungen dienen Ihrer allgemeinen Entspannung. Sie können problemlos und ohne die Gefahr von schädlichen Nebenwirkungen täglich angewandt werden.

Sich »in die Mitte bringen«

Der erste Übungsteil verbindet Kopf und Körper.

- Legen Sie eine Hand über den Bauchnabel. Mit der anderen Hand berühren Sie Ihr Kinn und Ihre Oberlippe. Hier befinden sich die Endpunkte des Zentralmeridians und des Gouverneurmeridians.

- Massieren Sie mit beiden Händen ca. 30 Sekunden lang nun leicht die Hautoberfläche dieser Bereiche. Danach wechseln Sie die Hände und massieren die jeweiligen Punkte mit der anderen Hand.

Der folgende Übungsteil verbindet Gegenwart, auf der vorderen Körperseite lokalisiert, mit der Vergangenheit:

- Legen Sie eine Hand über Ihren Bauchnabel. Die andere führen Sie auf dem Rücken bis zum Ende Ihres Steißbeins. Massieren Sie die Bereiche ca. 30 Sekunden, und wechseln Sie anschließend die Hände.

Der abschließende Teil der Übung verbindet Ihre rechte mit Ihrer linken Körperseite:

- Legen Sie eine Hand über Ihren Bauchnabel. Mit Daumen und Zeigefinger der anderen Hand massieren Sie jetzt die Grube unterhalb Ihres Schlüsselbeins. Dieser Punkt heißt K 27. Hier befindet sich der Endpunkt des Nierenmeridians. Wechseln Sie nach ca. 30 Sekunden die Hände.

Sich selbst schützen

Mit Hilfe des Zentralmeridians können Sie sich selbst wirkungsvoll nach außen schützen. Mit dieser Übung wappnen Sie sich vor problematischen Situationen.

- Streichen Sie mit Ihren Händen mehrmals am Zentralmeridian von unten nach oben entlang. Der Anfangspunkt liegt am Schambein, der Endpunkt beim Kinn.
- Stellen Sie sich dabei vor, Sie ziehen wie bei einer Hülle den Reißverschluß zu. Ihre Beweglichkeit bleibt Ihnen dabei voll und ganz erhalten. Stellen Sie sich einfach vor, Sie steckten in einer bequemen langen Jacke.

Vor schwierigen Gesprächen unterstützen Sie sich dadurch, anstehende Probleme zu meistern. Wenn Sie das Gefühl haben, andere respektieren Ihren Freiraum nicht, ist diese Übung ebenfalls sehr wirkungsvoll.

Fertigen Sie Kärtchen an, auf die Sie die einzelnen Übungen schreiben. Mischen Sie die Karten, und ziehen Sie am Morgen eine oder zwei.

Mit der Atmung entspannen

Diese Atemübung beruhigt und entspannt in Streßsituationen.

Wer die Entspannungsübung mit der Wechselatmung durch die Nasenlöcher durchführt, tut auch gleichzeitig etwas für die Balance seines Kalium- und Kalziumhaushalts. Diese wirken sich stärkend auf Ihr Immunsystem aus.

- Halten Sie ein Nasenloch zu, und atmen Sie durch das andere ein. Halten Sie nun das andere Nasenloch zu, und atmen Sie durch das gegenüberliegende aus.
- Atmen Sie durch dieses nun wieder ein, verschließen das andere und atmen wieder aus.
- Verschließen Sie mit Ihrem Finger ein Nasenloch, und atmen Sie durch dasselbe ein und wieder aus. Danach wechseln Sie auf die andere Seite.

Sich selbst beruhigen

Diese Übung ermöglicht Ihnen abends ein rasches problemloses Einschlafen. Auch sie baut auf der Atmung auf. Außerdem können Sie sich mit ihrer Hilfe vor und während unangenehme Situationen oder bei Aufregung beruhigen. Dabei lernen Sie, sich besser auf das Wesentliche zu konzentrieren. Auch Schulkindern mit Prüfungsangst bietet sie eine zuverlässige Unterstützung.

- Legen Sie sich eine Hand auf Ihren Kopf und die andere auf Ihren Bauchnabel.
- Beim Einatmen denken Sie an die Hand auf dem Kopf, beim Ausatmen an die Hand auf dem Bauchnabel.
- Üben Sie dies solange, bis Sie beim Einatmen ohne Ihre Hände gedanklich die Schädeldecke berühren und beim Ausatmen den Bauchnabel.

Energie steigern (»Cross Crawl«)

Bei »Cross Crawl« handelt es sich um eine Übung, die unsere beiden Gehirnhälften miteinander verschaltet. Beson-

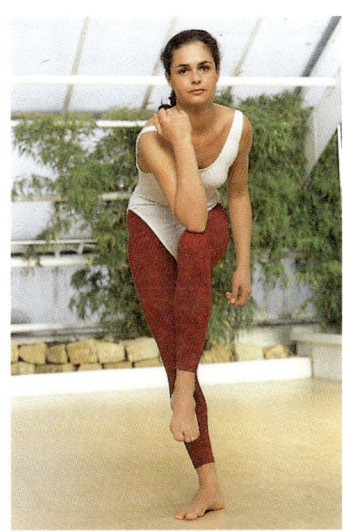 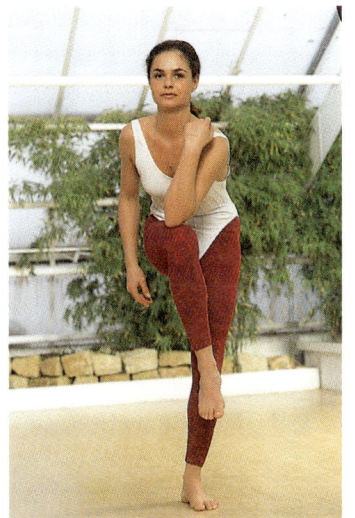

Diese Entspannungsübung hat einen ganzheitlichen Charakter: Sie schafft eine Verbindung zwischen Körper und Geist, zwischen Vergangenheit und Gegenwart und linker (rationaler) und rechter (kreativer) Körperhälfte.

ders gut wirkt sie, wenn Sie sie regelmäßig über einen längeren Zeitraum hinweg ausführen. Sie verbessert die Zusammenarbeit beider Hemisphären, macht den Körper beweglicher und steigert die Energie.

- Stellen Sie sich aufrecht hin, lassen Sie die Arme locker seitlich des Körpers hängen, und atmen Sie tief durch.
- Beginnen Sie jetzt mit einer Überkreuzbewegung der Arme und Beine: Bewegen Sie Ihr rechtes Knie und Ihren linken Ellenbogen und Ihr linkes Knie und Ihren rechten Ellenbogen kraftvoll und im Wechsel zueinander. Dies sieht aus wie eine übertriebene Laufbewegung. Führen Sie diese Bewegung viermal aus.
- Dann führen Sie die Bewegung parallel durch: Ziehen Sie Ihr rechtes Knie nach oben und führen den rechten Arm angewinkelt vor. Dann wechseln Sie zur anderen Seite: Bewegen Sie Ihr linkes Knie zusammen mit dem linken Ellenbogen.
- Beendet wird die Übung immer mit einer Überkreuzbewegung.

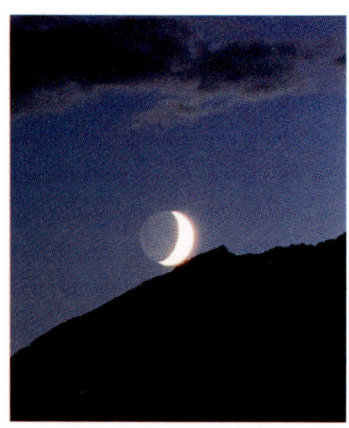

Den Rhythmus der Natur wiederzufinden, ist eine Möglichkeit des Menschen, zu sich selbst und zu seinen ursprünglichen Bedürfnissen wiederzufinden.

Die Entspannungskur dient Ihrer seelischen Ausgeglichenheit. Folgen Sie den Empfehlungen immer im Einklang mit Ihren Bedürfnissen und Möglichkeiten: Lassen Sie daher lieber eine Übung weg, bevor es Ihnen zuviel wird.

Einen Monat Entspannung pur

Die erste Woche

- Trinken Sie jeden Morgen kaltes oder warmes Wasser.
- Bringen Sie sich anschließend selbst »in Ihre Mitte«, indem Sie Kopf und Körper über Ihre Hände verbinden.
- Führen Sie während des Tages die Meridianübungen durch. Dabei werden nacheinander alle Meridiane aktiviert. Nehmen Sie dazu immer die Muskelteststellung.
- Den Tag beschließen Sie mit einer Chakra-Atemübung.

Die zweite Woche

- Trinken Sie jeden Morgen ein Glas Wasser.
- Bringen Sie sich »in Ihre Mitte«.
- Steigern Sie Ihre Energie.
- Aktivieren Sie Ihre Augenpunkte.
- Am Abend machen Sie eine Chakra-Meditation.

Die dritte Woche

- Trinken Sie jeden Morgen ein Glas Wasser.
- Bringen Sie sich »in Ihre Mitte«.
- Entspannen Sie Ihre Augen und Ihre Ohren.

Die vierte Woche

- Trinken Sie morgens ein Glas Wasser.
- Bringen Sie sich »in Ihre Mitte«.
- Entspannen Sie sich mit einer Atemübung.
- Stärken Sie sich den Tag über mit »Tapping«; Sie finden diese Punkte nach jeder Meridianübung.

Die Konzentration ankurbeln (»Sitzacht«)

Durch zu langes Arbeiten am Bildschirm, Autofahren oder Lernperioden kann es passieren, daß die Meridiane ihre Laufrichtung umkehren. Das Ergebnis davon sind mangelnde Konzentration, Gedankensprünge und Müdigkeit. Führen Sie in solchen Fällen eine leichte, aber wirkungsvolle Übung zur Erfrischung Ihres Geistes durch.

- Setzen Sie sich bequem hin, und legen Sie Ihr rechtes Bein über das linke. Sie können auch das linke Bein über Ihr rechtes legen. Wichtig dabei ist nur: Wählen Sie nicht das Bein, welches Sie im ersten Moment spontan über das andere legen. Nehmen Sie statt dessen die Stellung ein, die sich jetzt gerade unbequemer anfühlt. Umfassen Sie jetzt

Die hier beschriebenen Übungen lassen sich jederzeit und an jedem Ort ausführen. Sie eignen sich für Menschen aller Altersklassen, da sie sehr einfach und unkompliziert anzuwenden sind.

Wasser trinken

Beginnen Sie Ihren Tag mit einem Glas Wasser. Denn das Wasser hat innerhalb des Körpers eine wichtige Funktion. Die Nerven geben ihre Informationen über elektrische Impulse an die Gehirnzellen. Schon bei zehn Prozent Wassermangel im Körper können die Informationen nicht mehr korrekt weitergeleitet werden. Die Folgen sind mangelnde Konzentrationsfähigkeit oder Kreislaufprobleme. Im Körper sollte daher immer ausreichend Wasser vorhanden sein. Ansonsten ist die Kommunikation zwischen Körper und Gehirn gestört. Versuchen Sie möglichst nur Wasser zu trinken. Tee, Kaffee, Säfte interpretiert der Körper wie Stimulanzien oder Nahrungsmittel, weshalb sie ihn mit ihrer Verarbeitung mehr belasten. Zustände wie Streß und Angst lösen eine erhöhte Transpiration aus. Der Schweiß schwemmt Wasser und Mineralien aus dem Körper. Nehmen Sie daher in diesen Situationen immer ausreichende Mengen an Wasser zu sich.

Die Fähigkeit, sich zu konzentrieren, hängt sehr vom momentanen Spannungszustand ab. Die »Sitzacht« entspannt, erfrischt dadurch zugleich den Geist und erhöht seine Leistungskraft.

mit der rechten Hand die Ferse des Fußes von dem Bein, das Sie übergeschlagen haben. Legen Sie dann die linke Hand auf den Fußrist.

- Bleiben Sie ca. eine Minute in dieser Position sitzen.

Die Kraft der Augen aktivieren

Augenpunkte stimulieren

- Legen Sie Ihre Händflächen mit den Fingern nach hinten gerichtet oberhalb Ihrer Ohren an die rechte und linke Kopfseite. Dort wo Ihre Zeigefinger und Mittelfinger am Hinterkopf zusammentreffen, befinden sich kleine Vertiefungen: die Augenpunkte.
- Halten Sie Ihren Kopf gerade, und massieren Sie diese Stellen. Schauen Sie dabei geradeaus und nach oben.
- Drehen Sie nun mit den Augen eine Runde im Uhrzeigersinn. Führen Sie dann diese Bewegung in entgegengesetzter Richtung durch. Wiederholen Sie diese Übungen für Ihre Augenmuskeln, und massieren Sie währenddessen Ihre Augenpunkte.

Diese Übung empfinden vor allem Brillenträger als angenehm entspannend. Weit- und Kurzsichtige können damit bei regelmäßiger Anwendung ihr Gesichtsfeld deutlich erweitern und ihre Sehkraft verbessern.

Entspannt den Alltag genießen

Das morgendliche Wasser und die Übung, um sich »in die Mitte« zu bringen, sollten zukünftig zu Ihrem Alltag gehören wie das Zähneputzen. Stellen Sie sich Ihr eigenes Entspannungsprogramm selbst auf – nach Lust und Laune. Haben Sie am Morgen nur wenig Zeit, trinken Sie Wasser, führen die Übung für »Ihre Mitte« durch (siehe S. 44f.), steigern Sie Ihre Energie mit der Überkreuzübung (siehe S. 46f.) und schützen sich mit dem »Bürsten« Ihres Zentralmeridians (siehe S. 17).

Dann sind Sie fit für den Tag und können Ihre Übungen am Abend ausführlicher gestalten.

Die Augen entspannen

- Halten Sie Ihren Kopf gerade.
- Massieren Sie nun mit den Zeige- und Mittelfingern Ihrer beiden Hände den Endpunkt des Nierenmeridians K 27: Er befindet sich in der Grube unterhalb Ihres Schlüsselbeins. Blicken Sie dabei geradeaus und nach oben. Massieren Sie ca. 25 Sekunden lang, und atmen Sie dabei tief ein und aus.
- Wenden Sie anschließend die Augen ganz nach links. Massieren Sie den Punkt wieder 25 Sekunden lang, und atmen Sie weiter tief ein und aus.
- Blicken Sie nun geradeaus und nach unten. Massieren Sie für ca. 25 Sekunden den Endpunkt des Nierenmeridians weiter, und atmen Sie tief.
- Nun blicken Sie mit den Augen ganz nach rechts und massieren ebenfalls 25 Sekunden lang die Grube unterhalb des Schlüsselbeins. Atmen Sie währenddessen tief ein und aus.

Diese Augenübung zur Entspannung können Sie auch variieren: Stellen Sie sich an ein Fenster, und suchen Sie sich zwei Punkte – einen nahen und einen fernen –, auf die Sie Ihren Blick richten. Ihre Augen konzentrieren sich zuerst 25 Sekunden lang auf die Nähe, dann genauso lange auf die Ferne. Massieren Sie dabei wieder die Grube unterhalb des Schlüsselbeins, und atmen Sie tief. Wird zu dieser Übung das ganze Alphabet von A bis Z laut gesprochen, so kann sich bei regelmäßiger Anwendung auch Ihre Lese- und Verständnisleistung verbessern.

Die Augen trainieren

Folgende Übung entspannt Sie, wenn Sie z. B. zu lange im Auto gesessen sind oder sich längere Zeit nicht richtig bewegen konnten.

- Fühlen Sie an Ihren Hinterkopf. Dort, wo die Halswirbel-

Diese Übung unterstützt Ihr Hör- und Sehvermögen. Wenn Sie häufig lauten Geräuschen und dem Verkehrslärm der Großstadt ausgesetzt sind, sollten Sie sich regelmäßig die Ohren massieren.

säule in den Schädel eintritt, liegt rechts und links das Kleinhirn. Bei vielen Menschen findet sich dort eine Ausbuchtung.

- Massieren Sie diese Stelle einige Sekunden lang, während Sie Ihre Augen in Achterbewegungen kreisen lassen.

Entspannen und besser sehen (»Luftacht«)

Wielange und wie oft Sie diese Übungen zur Streßbewältigung durchführen, bestimmen Sie ganz nach Lust und Laune.

Diese Armübungen unterstützen Ihre Rückenmuskulatur und Ihr räumliches Sehen. Wenn Sie sie regelmäßig durchführen, werden Sie sich entspannter fühlen und darüber hinaus mit der Zeit lernen, Ihren Tag besser einzuteilen.

- Strecken Sie einen Ihrer Arme geradeaus nach vorn.
- Blicken Sie mit Ihren Augen auf Ihre Hand. Lassen Sie jetzt Ihre Hand siebenmal in großen liegenden Achterbewegungen kreisen.
- Beginnen Sie mit der Bewegung in der Mitte der Acht. Führen Sie danach den Arm nach oben.
- Danach führen Sie dieselben Bewegungen mit Ihrer anderen Hand durch.
- Legen Sie anschließend die rechte Handfläche schräg auf den linken Handrücken, und schauen Sie auf Ihre beiden Daumen. Malen Sie nun sieben liegende Achten mit beiden Armen gleichzeitig in die Luft.
- Spielen Sie zum Abschluß Dirigent, und malen Sie mit beiden Armen gleichzeitig Kreise in die Luft.

Die Ohren entspannen

Diese Übung fördert Ihr Hör- und Sehvermögen. Wenn Sie sich häufig an Orten mit einer lauten Geräuschkulisse aufhalten müssen oder in einer Großstadt täglich dem Verkehrslärm ausgesetzt sind, sollten Sie sich regelmäßig die Ohren massieren.

- Massieren Sie Ihre Ohren vom Ohrläppchen aus nach oben und von innen nach außen, so, als wollten Sie die Ohren glattstreichen. Danach kehren die Finger wieder zurück bis zum Ohrläppchen.
- Drehen Sie Ihren Kopf jetzt langsam in Richtung einer Schulter, und streichen Sie dabei über Ihre Ohren immer von unten nach oben und zurück.
- Schauen Sie sich nun über die Schulter, und massieren Sie Ihre Ohren in gleicher Weise weiter. Anschließend drehen Sie Ihren Kopf langsam wieder zur Mitte hin und beginnen die Ohrenmassage zur anderen Seite hin gedreht.
- Zum Schluß kehren Sie Ihren Kopf zurück zur Mitte.

Schwindel und Reisekrankheit wegmassieren

Mit Hilfe einer Ohrenmassage können Sie Ihren Gleichgewichtssinn aktivieren. Dies wirkt sich besonders günstig bei Schwindelanfällen oder Reisekrankheit aus.

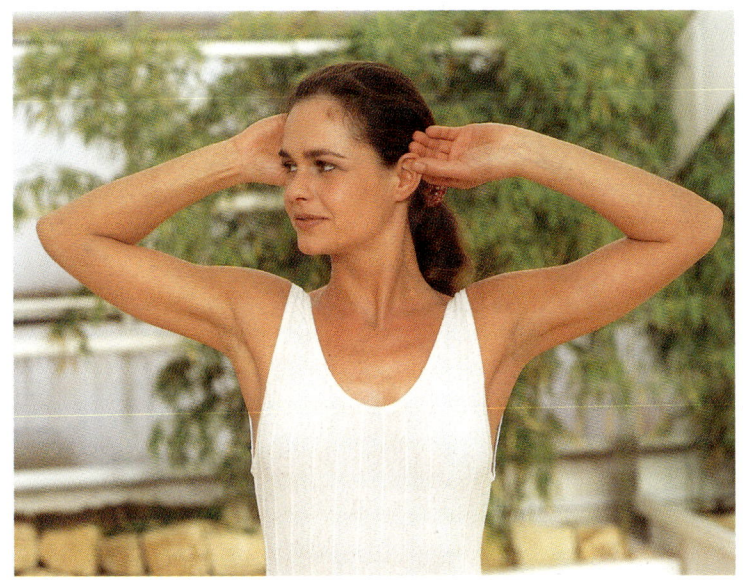

Der Sitz des Gleichgewichtssinns befindet sich im Innenohr.
Streichen Sie gleichzeitig über Ihre Ohren von innen nach außen.
Dann massieren Sie vom Ohrläppchen aus nach oben und erneut von innen nach außen, so als wollten Sie die Ohren glattstreichen. Dann streichen Sie wieder zurück zum Ohrläppchen.

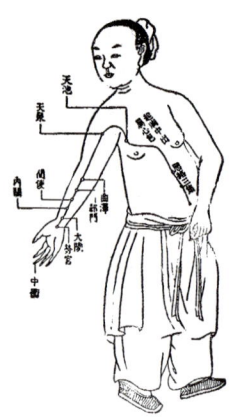

Die chinesische Medizin geht von Meridianen, den Energiebahnen, als Grundbaustein ihrer Behandlungsmethode aus.

Meridiane funktionieren ähnlich wie Telefonleitungen, über die man Nachrichten an entfernt liegende Orte übermittelt kann. Jeder Akupressurpunkt hat seine spezifische Funktion und kann über die Energiebahnen auf ein bestimmtes Organ einwirken.

Die Meridianübungen

Meridiane durchziehen äußerlich und innerlich den ganzen menschlichen Körper in verschiedenen Laufrichtungen. Über diese Energiebahnen fließt die Lebensenergie, im chinesischen »Qi« genannt. Chinesische Heiler stellten bereits vor Jahrtausenden fest, daß körperliche Beschwerden entstehen können, sobald die Energie in ihrem Fluß gestört wird. Angeregt wird der Energiefluß daher über verschiedene Akupunkturpunkte auf den Energiebahnen. Stimuliert man diese, so bringt man »Qi« wieder ins Fließen.

Jeder Meridian steht energetisch mit einem Organ in Verbindung, dessen Namen er auch trägt. All diese sind wiederum mit bestimmten Gefühlen und Empfindungsbereichen verknüpft. Außerdem sind jeder Energiebahn einer oder mehrere Muskeln zugeordnet.

Ungleichgewicht im Energiefluß

Die Kinesiologie kennt Krankheiten als solche nicht. Jeder Schmerz und jede Schwäche sind daher immer als Zeichen eines fehlenden Gleichgewichts im Energiefluß zu sehen. Diese mangelnde Balance kann in einem Fehlverhalten bestehen, also einer Kommunikationsstörung zwischen der bewußten und unterbewußten Ebene.

Sie können den Zustand Ihrer Muskeln und Gefühlsthemen auf kinesiologische Weise zu Hause auf einfache Weise ändern. Die dazugehörigen Testpositionen für die entsprechenden Muskelpartien sind ausführlich in dem folgenden Kapitel beschrieben. Sie finden Übungen, mit denen Sie die Meridiane aktivieren und die Lebensenergie auf einer betroffenen Energiebahn wieder zum Fließen bringen können.

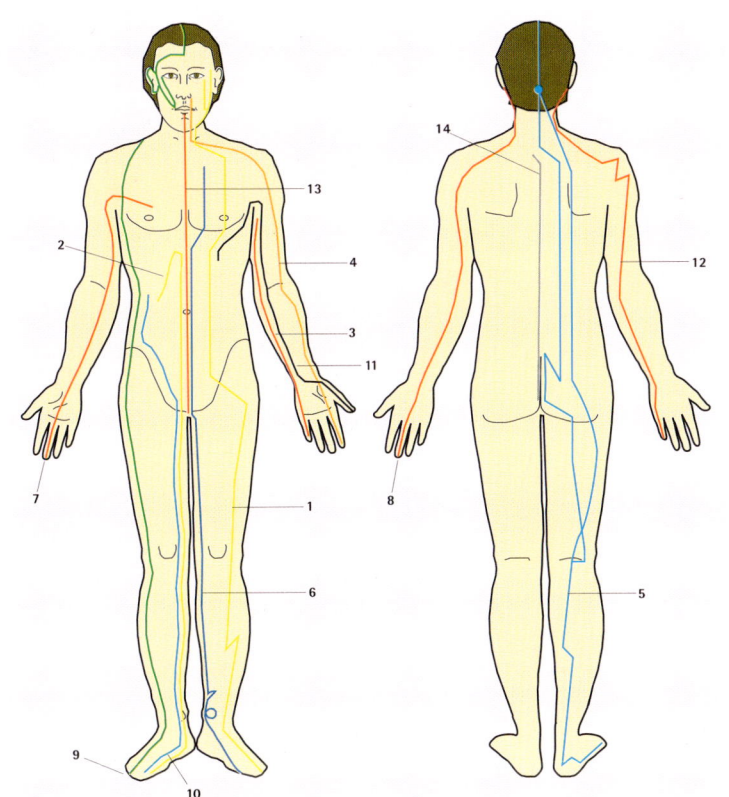

LEGENDE:

 1 Magenmeridian
 2 Milz-Pankreasmeridian
 3 Herzmeridian
 4 Dünndarmmeridian
 5 Blasenmeridian
 6 Nierenmeridian
 7 Kreislauf-Sexusmeridian
 8 Dreifach-Erwärmermeridian
 9 Gallenblasenmeridian
10 Lebermeridian
11 Lungenmeridian
12 Dickdarmmeridian
13 Zentralmeridian
14 Gouverneurmeridian

Anleitung zu den Meridianübungen

Am Beispiel des Magenmeridians sehen Sie, wie ein einer Energiebahn zugeordneter Muskel – in diesem Fall der große Brustmuskel – mit Hilfe eines Kinesiologen getestet wird. Dazu der Muskeltest auf Seite 25.

Muskel und Energie aktivieren

Nehmen Sie nun mit beiden Armen wieder die vorher beschriebene Ausgangsposition ein. Bewegen Sie ein paar Mal beide Arme gleichzeitig nach unten und nach außen.

In der klassischen Medizin geht man von zwölf Hauptmeridianen aus, die ineinander übergehen und einen eigenen Energiekreis bilden. Der Zentral- und Gouverneursmeridian bilden einen eigenen Kreis.

Dann bewegen Sie im Wechsel einen Arm nach oben, während der andere sich nach unten und außen bewegt. Mit dieser Methode regen Sie über den Muskel den Magenmeridian an. Viele Menschen holen bei dieser Übung plötzlich ganz tief Luft. Dies ist ein Zeichen dafür, daß die Energie wieder fließt.

Den Seelenzustand fühlen

Nehmen Sie noch einmal die Testposition für den Magenmeridian ein. Versuchen Sie sich jetzt an eine Situation zu erinnern, in der Sie sich vor kurzem über jemanden oder

Meridianübungen – wie, wann, wo?

1
Allein, zu zweit oder mit der ganzen Familie können Sie die Meridianübungen durchführen. Arbeiten Sie jeden Tag alle Muskeln in der richtigen Reihenfolge durch! Oder nehmen Sie sich am ersten Tag die ersten drei Meridiane und am folgenden die nächsten fünf vor. Wie viele Meridianübungen Sie sich vornehmen, liegt an Ihnen. Sie sollten Sie nur möglichst nacheinander durchführen.

2
Beginnen Sie Ihren Tag mit den Meridianübungen! Sie werden feststellen, daß Sie munter und voller Energie an Ihre Arbeit gehen.

3
Aktivieren Sie alle 14 Meridiane einmal täglich mit fünf gleichseitigen und fünf wechselseitigen Bewegungen.

4
Viel Platz beanspruchen Ihre Meridianübungen nicht. Sie können sie daher überall auszuführen. Im Sommer bieten sich die freie Natur, ein Garten oder Balkon an.

5
Meridianübungen sind für alle geeignet, da sie keine besondere Sportlichkeit oder Gelenkigkeit erfordern.

etwas geärgert haben. Fühlen Sie während dieses Erinnerungsprozesses in Ihre Arme hinein. Können Sie Ihre Arme währenddessen noch gerade in der Luft halten? Wenn ja, bereitet Ihnen der Gedanke keine Probleme mehr. Falls nicht, belastet die Situation Sie immer noch.

Streß auflösen

Legen Sie nun eine Hand an die Stirn. Die andere Hand plazieren Sie am Hinterkopf. Stellen Sie sich vor, daß Sie den Menschen oder die Sache, die Sie verärgert hat, gelb anmalen. Dazu gehören alle Argumente, die die Person vorbrachte sowie der Raum, in dem sich das Geschehnis abspielte, und die Menschen, die dabei waren. Atmen Sie nun tief durch, und bringen Sie Ihre Arme zurück in die Testposition. Überdenken Sie die Situation noch einmal. Sie werden festellen, daß sich Ihre Arme nun leichter anfühlen.

»Tapping« – ein Stärkungssystem

Durch unregelmäßiges Klopfen der Meridianstärkungspunkte, »Tapping« genannt, aktivieren Sie Ihre Meridiane. Mit dieser Methode wird Ihr Körper besser mit Energie versorgt. Beginnen Sie mit dem Meridian, der zeitlich gerade aktiv ist. Klopfen Sie den Punkt auf beiden Körperseiten ca. 30 Sekunden. Gehen Sie zum nächsten Punkt über, bis alle zwölf den Organen zugeordnete Meridiane durchgearbeitet sind. Den bei Ihnen zur Zeit aktiven Meridian klopfen Sie zum Abschluß noch einmal.

Das »Tappen« ist eine gute Unterstützung, wenn Sie gerade fasten oder sich nicht fit fühlen. Schon nach ca. 20 Minuten spüren Sie die Verbesserung. »Tappen« Sie 30 bis 40 Sekunden lang jeden Punkt auf jeder Körperseite oder solange, bis Sie tief durchatmen müssen.

Die »Tapping-« oder Stärkungszeit für einen Meridian beträgt für jeden Punkt auf jeder Körperseite 30 bis 40 Sekunden. Eine gute Unterstützung ist, während des Tappings zu summen oder zu singen. Das entspannt Ihren Brustkorb.

Mit dem Tappen werden Meridianpunkte aktiviert: Halten Sie Ihre Finger mit leichtem Druck auf den Punkt. Zum Stärken werden andere Punkte berührt als zum Beruhigen.

Meridiane beruhigen und stärken

Da alle Meridiane – mit Ausnahme des übergeordneten Zentral- und Gouverneurmeridians – an der rechten wie auch an der linken Seite des Körpers entlangfließen, führen Sie bitte zuerst an beiden Körperseiten die Beruhigung der Energiebahn durch. Danach folgt die Stärkung des Meridians an beiden Körperseiten.

- Sie verbinden zuerst mit der rechten Hand beide Beruhigungspunkte an der linken Körperseite für ca. zwei Minuten. (Sie können selbstverständlich auch mit Ihrer linken Hand und der rechten Körperseite beginnen).

- Danach verbinden Sie mit der linken Hand die Punkte der rechten Körperseite, ebenfalls für zwei Minuten.

- Erst dann klopfen Sie unregelmäßig etwa 30 Sekunden lang die Stärkungspunkte an beiden Körperseiten. Diese Punkte heißen in der Kinesiologie »Tapping-Punkte«.

Im akuten Krankheitsfall oder nach einer großen Anstrengung »tappen« Sie alle zwei Stunden; Sie werden merken, wie dieser Vorgang Ihren Körper stärkt.

Im folgenden finden Sie die einzelnen Meridianübungen mit deren Interpretation. Zum Abschluß wird das Tapping des jeweiligen Meridians empfohlen.

Zeitverschiebungen überwinden

Wenn Sie mit dem Flugzeug Zeitzonen überfliegen, »tappen« Sie alle Meridiane durch. Beginnen Sie mit dem zur Ortszeit des Zielpunktes gehörenden Meridian. Dann macht Ihnen die Zeitumstellung nach der Ankunft weniger zu schaffen. Das gleiche gilt für die Sommerzeitumstellung. Tappen Sie sich drei Tage hintereinander nach der neuen Zeit durch.

Der

Selbstverursachten Streß bewältigen

Der Magenmeridian

Der Magenmeridian beginnt unterhalb der Pupille und läuft in gerader Linie zum Unterkiefer herunter. Von hier aus steigt er seitlich nach oben bis zu den Stirnbeinhöckern, fällt dann über das Auge ab bis zum Schlüsselbein und verläuft ein Stück in Richtung Schulter. Etwa in Höhe der Brustwarze fällt er dann bis ca. zwei Fingerbreit darunter ab und führt zwei Fingerbreit weit in Richtung der Körpermitte. Danach wechselt er die Richtung nach unten bis zum oberen Rand des Schambeins. Von hier aus führt er bis zur Mitte des Oberschenkels, verläuft an der Kniescheibe außen vorbei in Richtung Fuß und endet an der zweiten Zehe am äußeren Nagelfalzwinkel. Seine aktive Zeit ist von sieben bis neun Uhr vormittags. Die zu ihm gehörigen Gefühle bestehen in Wut, Ärger oder Enttäuschung. Der Magenmeridian repräsentiert zusammen mit dem Milz-Pankreasmeridian das Element Erde. Die Farbe Gelb stärkt dieses Element.

Der Magenmeridian reagiert empfindlich auf selbstverursachten Streß. Der Volksmund kennt dazu die Redensart: »Mir liegt etwas auf dem Magen.«

Der Muskeltest

Strecken Sie Ihren linker Arm parallel zum Boden nach vorne aus; der Daumen zeigt nach unten. Auf diese Weise »isolieren« Sie den großen Brustmuskel von Ihren anderen Muskeln im Körper. Der Kinesiologe übt nun einen sanften Druck auf Ihren Unterarm aus, so als würde er den Arm nach unten und nach außen bewegen.

Spüren Sie beim Muskeltest das Zusammenziehen (Kontraktion) und Lockerwerden Ihres Muskels.

Der Magen und Streß

Der Magenmeridian besitzt eine deutliche Verbindung zum oberen Verdauungstrakt. Streß, den man sich selbst macht, zeigt sich auf dieser Energiebahn ganz deutlich. Alles, was Sie

Aktivieren Sie den Magenmeridian: Heben Sie einen Arm nach vorne oben, der Daumen zeigt dabei nach unten. Die andere Hand liegt auf dem Schlüßelbein. Dann heben Sie einige Male beide Arme gleichzeitig und wechseln, indem Sie einen Arm heben, während der andere nach unten und außen bewegt wird.

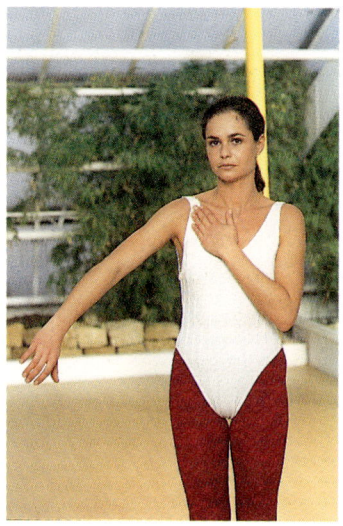
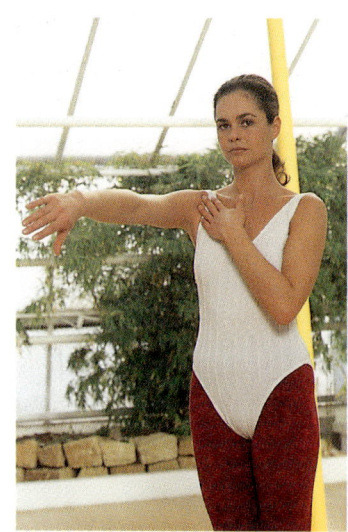

beängstigt, oder was Sie befürchten, spiegelt der Verlauf der Energie auf Ihrem Magenmeridian wieder.

Sich ärgern oder wütend und zornig sein, sich vor etwas ekeln, Gier verspüren, die innere Harmonie verlieren bzw. enttäuscht sein von sich selbst oder anderen, erzeugt Streß. Meistens versteckt sich hinter diesen Gefühlen Angst; die Angst, daß Sie selbst oder Ihr Partner bzw. Ihre Partnerin oder auch Ihre Kinder die in der Gesellschaft erforderlichen Leistungen nicht erbringen und versagen könnten.

Bewegen Sie einen Muskel, so aktivieren Sie automatisch und unbewußt alle gespeicherten Erinnerungen, also auch alle mit dem jeweiligen Meridian in Verbindung stehenden Gefühle.

Den Magenmeridian spüren

Der Magenmeridian fließt auf beiden Seiten des Körpers entlang. Fahren Sie dabei den Meridian mehrmals von oben nach unten ca. zwei Zentimeter über der Körperoberfläche mit beiden Händen ab, und streichen Sie ihn anschließend wieder hinauf. Beenden Sie dieses »Bürsten« der Meridiane in der Laufrichtung, d.h. am Fuß an der zweiten Zehe. Spüren Sie währenddessen in sich selbst hinein, und genießen Sie das Wohlgefühl, das Sie durchströmt.

Den Magenmeridian beruhigen und stärken

- Beruhigen: Verbinden Sie mit den Fingern einer Hand, z. B. mit Daumen oder Zeige- und Mittelfinger, die zweite Zehe am äußeren Nagelfalz mit dem Nagelfalz des Zeigefingers, der zum Daumen hin zeigt. Halten Sie diese Verbindung zwei Minuten. Dann halten Sie die gleichen Punkte auf der anderen Körperseite.
- Stärken Sie Ihren Magenmeridian folgendermaßen: Klopfen Sie sanft und in unregelmäßiger Folge den Stärkungspunkt des Magenmeridians. Er liegt vorn auf dem Fußrist, in der Beuge zum Schienbein hin. Führen Sie diese Übung an beiden Füßen durch.

Mit der einfachen Technik des »Vorne/Hinten-Haltens« und der Arbeit mit der Farbe, die zu diesem Meridian gehört, lösen Sie Streß auf. Die ärgerliche Erinnerung bedecken Sie einfach mit der Farbe Gelb.

Trauer annehmen

Der Milz-Pankreasmeridian

Der Milzmeridian beginnt am inneren Nagelfalz der großen Zehe und steigt an der vorderen inneren Beinseite hoch. Dann läuft er außen am Schambein entlang bis zur vierten Rippe und fällt bis zur siebten Rippe wieder ab.
Seine aktive Zeit liegt zwischen neun und elf Uhr vormittags. Er beeinflußt den Stoffwechsel im Körper, die Verdauung im Dünndarm und die Hormonausschüttung. Zusammen mit dem Magenmeridian bildet er das Element Erde. Ihm ist das Gefühl der Trauer zugeordnet. Beide Energiebahnen stärkt die Farbe Gelb.

Die Milz und Streß von außen

Streß, der durch Außenreize verursacht wird, belastet den Milz-Pankreasmeridian besonders stark. Dazu gehören Konflikte mit dem Vorgesetzten, dem Partner oder der Partnerin, Geschwistern, dem Lehrer oder Ausbilder usw. Er verursacht

Gefühle wie Trauer und Kummer sowie Angst vor der Zukunft. Vertrauen und Anerkennung schwinden und fehlen letztlich ganz.

Der Muskeltest

Der dem Milz-Pankreasmeridian zugeordnete Muskel ist der breite Rückenmuskel (M. latissimus dorsi).
Stellen Sie sich zum Test aufrecht und bequem hin. Legen Sie Ihre Arme seitlich an Ihren Körper, der Ellbogen ist durchgedrückt. Ihre Handinnenflächen zeigen dabei nach außen. Der leichte Druck verläuft auf den Bereich oberhalb Ihrer Handgelenke nach außen, weg vom Körper.

Gefühle austesten

Wem oder was trauern Sie hinterher? Ihrer Jugend oder Kindheit, nicht genutzten Chancen, Menschen, die nicht mehr anwesend sind? Versuchen Sie sich die Ursache Ihrer Gefühle klarzumachen, und bewegen Sie sich, wie es der Muskeltest vorgibt.

Mit Nagelfalz sind die Bereiche an den Finger- oder Zehennägeln bezeichnet, die den linken und rechten Rand des Nagels betreffen.

Aktivieren und stärken Sie den Milz-Pankreasmeridian: Bewegen Sie beide Arme aus der Ausgangsstellung nach außen und wieder zurück. Die Handfläche zeigt dabei nach außen. Atmen Sie dabei tief ein und aus. Dann wechseln Sie, indem Sie einen Arm vom Körper wegbewegen, den anderen hingegen zum Körper heranziehen. Führen Sie diese Bewegung mehrmals aus.

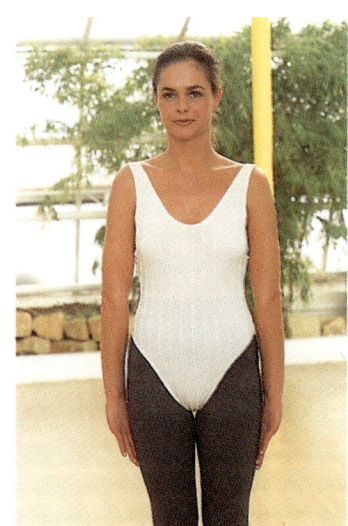
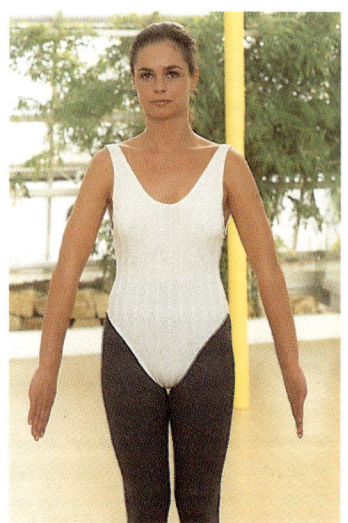

Kummer und Trauer ins Positive wandeln

Legen Sie an Stirn und Hinterkopf je eine Ihrer Hände auf (»Vorne/Hinten«), und verwandeln Sie während dieser Übung die zuvor gefühlte Trauer ganz bewußt in Zuversicht. Sagen Sie sich, daß alles, was in Ihrer Vergangenheit geschah, richtig war. Alles, was Sie bisher vollbrachten, haben Sie zur richtigen Zeit und gut gemacht. Fehler bekümmern Sie nicht mehr, weder Ihre eigenen, noch die anderer Menschen. Betrachten Sie mögliche Fehler als eine Erfahrungsquelle der Erkenntnis für Ihr persönliches Wachstum. Niemand ist perfekt. Vertrauen Sie sich selbst, und wagen Sie es, Ihre eigene Zukunft zu gestalten.

Milz-Pankreasmeridian beruhigen und stärken

- Beruhigen: Der eine Punkt liegt oberhalb des inneren Fußknöchels in Richtung der großen Zehen. Der andere liegt über zwei Fingerbreit auf der Außenkante des Unterarms auf einer gedachten Linie vom Daumenballen in Richtung des Ellenbogens. Verbinden Sie beide Punkte zwei Minuten lang, erst mit der rechten Hand auf der linken Körperseite, dann umgekehrt.
- Stärken: An der Innenkante des Fußes liegt am ersten Glied der großen Zehe der Stärkungspunkt dieser Energiebahn. Ihn klopfen Sie unregelmäßig an beiden Füßen.

Liebe annehmen und geben

Der Herzmeridian

Der Herzmeridian beginnt an der Achselfalte zwischen der dritten und vierten Rippe. Er läuft an den Armen innen herunter, über die Handinnenfläche bis zum Nagelfalz des kleinen Fingers und dann in die Richtung des Ringfingers.

Schmerz und Kummer sind bedeutsame Erfahrungen, die nicht unterdrückt oder verdrängt werden sollten. Nach einer Zeit der Trauer ist es jedoch wichtig, wieder positiv in die Zukunft zu blicken und nicht an leidvollen Erinnerungen zu verhaften.

Vom Herz gehen die Impulse des Lebens aus – auch in seelischer Hinsicht. Liebe, Mitgefühl, menschliche Wärme und die Fähigkeit, verzeihen zu können, sind Eigenschaften, die wir dem Herzen zuordnen.

Der Herzmeridian arbeitet in der Zeit von 11 bis 13 Uhr besonders aktiv. Er wirkt auf die Blutzirkulation und das vegetative Nervensystem ein und beeinflußt Herz, Gefühle und Gedanken. Ihm werden bedingungslose Liebe sowie Vergebung, aber auch Zorn und Ärger zugeordnet.

Der Herzmeridian symbolisiert das Element Feuer und erhält von diesem Gefühle wie Freude, Haß und Leidenschaft. Die ihm zugeordnete Farbe ist Rot.

Der Muskeltest

Der dem Herzmeridian zugeordnete Muskel ist der Unterschulterblattmuskel (M. subscapularis). Stellen Sie sich aufrecht und entspannt hin. Strecken Sie Ihre Oberarme seitlich nach außen, ohne die Schultern zu heben. Ihre Unterarme hängen dabei nach unten. So wird der Muskel getestet: Einer Ihrer Ellenbogen wird nun stabilisiert. Der Kinesiologe drückt jetzt sanft auf den Bereich oberhalb des Handgelenks von hinten nach vorne.

Gefühle in Bewegung bringen

Lieben Sie sich selbst bedingungslos? Nicht etwa auf egoistische und kleinliche Weise, sondern in bedingungsloser Selbstannahme? Sollten Sie sich darin nicht ganz sicher sein, so versuchen Sie sich selbst mit all Ihren Schwächen und Stärken anzunehmen. Der Bibelspruch: »Liebe Deinen nächsten wie Dich selbst« hat auch in der Kinesiologie Gültigkeit.

Gefühle wandeln

Wie oft waren Sie selbst schon ärgerlich oder zornig über jemanden, der nicht dem Bild entsprach, daß Sie sich anfangs von ihm gemacht haben, und der Sie durch diese einfache Tatsache schwer enttäuschte?

In solchen Situationen hilft die Technik des »Vorne/Hinten-Haltens«. Legen Sie eine Hand an die Stirn, die andere an

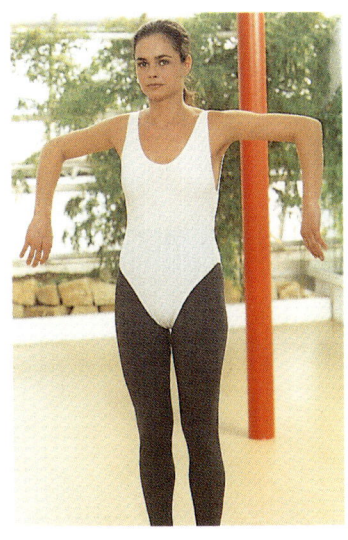 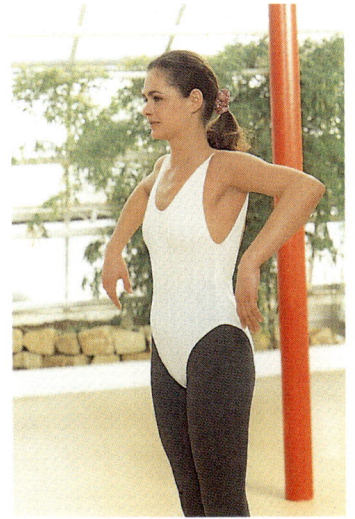

Aktivieren und stärken Sie Ihren Herzmeridian: Stellen sie sich in die Ausgangsposition und heben Sie Ihre Arme nur so hoch, wie es Ihnen angenehm ist. Schwingen Sie leicht mit den Unterarmen vor und zurück. Dann wechseln Sie die Richtung der Arme: Einer schwingt vor, während sich der andere nach hinten bewegt.

den Hinterkopf. Überlegen Sie sich dabei, was Sie mehr verunsichert: Ihr persönliches Verhalten, Ihre Bewertung oder die Verurteilung eines Menschen, der Ihnen Enttäuschung bereitet hat? Oder handelt es sich dabei eher um das Gefühl, andere zu enttäuschen?

Vergebung lernen

Malen Sie sich im Geiste ein neues, angemessenes Bild von Vergebung, und polen Sie damit Ihr Denken um. Vergeben Sie sich selbst dafür, daß Sie es nicht verhindert haben, enttäuscht, verletzt oder gar mißachtet zu werden. Befreien Sie sich von der Vorstellung, andere Menschen sollten Ihnen Liebe schenken. Vergeben Sie sich Ihre Schwächen, und schauen Sie statt dessen auf Ihre Stärken. Lieben ist immer ein aktiver Prozeß. Beginnen Sie sich selbst zu lieben. Dann empfinden Sie auch Ihre Mitmenschen als liebenswert. Vergeben Sie sich Ihre Schwächen, so wie Sie sie auch anderen Menschen vergeben. Mit dieser Geisteshaltung werden Sie mehr Freude am Leben haben.

Glück und freudvolle Erfahrungen sind grundlegende Voraussetzungen zur Erhaltung der Gesundheit, denn seelische Schmerzen werden früher oder später auch zu körperlichen.

Den Herzmeridian beruhigen und stärken

- Beruhigen: Der erste Beruhigungspunkt liegt auf der Hälfte einer gedachten Linie zwischen der vierten und fünften Zehe und dem äußeren Fußknöchel. Der zweite befindet sich an der Außenkante der Hand etwa zwei Fingerbreit unterhalb des Gelenks des kleinen Fingers zum Handknöchel hin. Verbinden Sie mit Ihren Händen beide Punkte nacheinander auf jeder Körperseite.
- Stärken: Am Nagelfalz des kleinen Fingers in Richtung des Ringfingers liegt der Stärkungspunkt. Er wird an beiden Händen unregelmäßig geklopft.

Achten Sie beim Beruhigen eines Meridians immer darauf, daß Sie zuerst mit den Punkten an der linken Körperseite und Ihrer rechten Hand beginnen. Danach wenden Sie sich mit Ihrer linken Hand Ihrer rechten Körperseite zu.

Freude empfinden

Der Dünndarmmeridian

Der Dünndarmmeridian beginnt an dem äußeren Nagelfalz des kleinen Fingers, steigt über den Handrücken außen am Arm auf bis zum Schulterblatt und schlägt hier einen kleinen Haken nach unten. Danach läuft er über die seitlichen Halsmuskeln nach vorne zur Wangenmitte und endet in der Kiefergrube am Ohr, die durch das Öffnen des Mundes entsteht.

Seine aktive Zeit ist von ein bis drei Uhr nachmittags. Er beeinflußt die Verdauung und den Stoffwechsel des gesamten Körpers und wird dem Element Feuer zugeordnet. Die Gefühle des Feuers sind Freude, Haß und Leidenschaft. Seine Farbe ist Rot.

Der Muskeltest

Der Muskel, der mit dem Dünndarmmeridian korrespondiert, ist der vierköpfige Schenkelstrecker (M. quadriceps femoris). Um ihn zu testen, heben Sie zunächst im Stehen ein

Bein hoch und winkeln es ab. Der Druck verläuft jetzt auf den Bereich oberhalb des angewinkelten Knies von oben nach unten.

Gefühle testen

Vereinigen und sich mit anderen gleichsetzen bzw. Freude oder Kummer, Leid und Traurigkeit teilen sowie sich selbst und andere schätzen oder würdigen zu können sind die dem Dünndarmmeridian zugeordneten Gefühle. Sollten diese Empfindungen bei Ihnen derzeit geschwächt sein, so können Sie sie mit der Technik des »Vorne/hinten-Haltens« gegebenenfalls wandeln.

Dem Dünndarm kommen wichtige Aufgaben bei der Verdauung zu: Er nimmt die Spaltprodukte der Nahrung – Fett, Eiweiß, Kohlenhydrate, Mineralstoffe und Vitamine – auf und führt sie dem Körper über die Leber wieder zu.

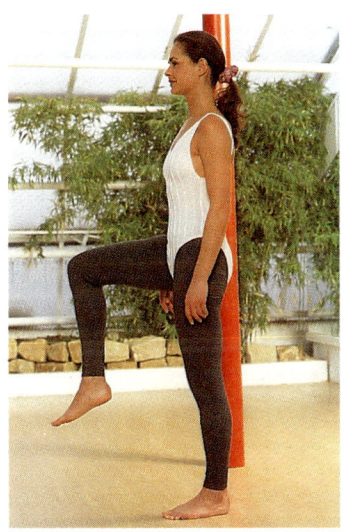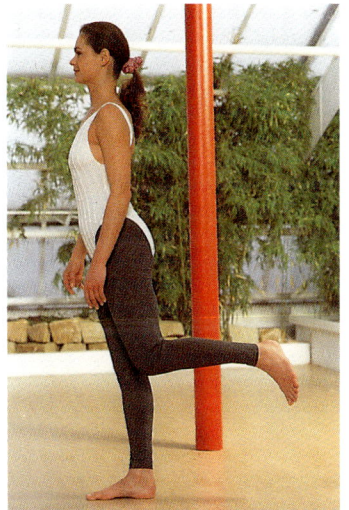

Aktivieren und stärken Sie Ihren Dünndarmmeridian: Stehen Sie gerade, und heben Sie abwechselnd leicht ein Bein an und setzen es dann wieder locker ab. Schwingen Sie dann das Bein nach hinten durch; wechseln Sie dann aufs andere Bein.

Übungshintergrund

Stellen Sie sich aufrecht hin, und heben Sie abwechselnd leicht ein Bein an. Wozu benötigen Sie diese Art der Bewegung? Auf diese Art und Weise gehen Sie auf Menschen, Ziele, Projekte oder Aufgaben zu. Sie vereinigen sich dabei mit anderen Menschen oder setzen sich mit ihnen gleich.

Diese Bewegung beinhaltet immer den Gedanken: »Ich schätze mein Gegenüber.« Sie kann auch bedeuten, daß Sie auf Ihre Ziele zugehen. In diesem Fall würdigen Sie Ihre eigenen Fähigkeiten. Vorwärtsgehen bereitet Freude, und jede Reise rund um die Welt beginnt mit einem ersten einzelnen Schritt.

Sie können den Meridian über den Muskel auch stärken, indem Sie auf den Aufzug verzichten und die Treppe nehmen.

Den Dünndarmmeridian beruhigen und stärken

- **Beruhigen:** Seitlich außen zwei Fingerbreit unter dem Knie befindet sich der erste Beruhigungspunkt. Der zweite liegt einen Fingerbreit unterhalb des Ellenbogenknöchels. Verbinden Sie die Punkte zwei Minuten lang auf beiden Körperseiten.
- **Stärken:** Der Stärkungspunkt befindet sich an der Außenkante Ihrer Hände, einen Fingerbreit unterhalb der kleinen Fingergelenke in Richtung der Handknöchel. Klopfen Sie den Punkt unregelmäßig.

Mittels kinesiologischer Übungen können energetische Blockaden im Dünndarmmeridian beseitigt und die Lebensenergie wieder zum harmonischen Fließen gebracht werden.

Selbstbewußtsein aufbauen

Der Blasenmeridian

Dieser Meridian beginnt an der Nasenwurzel oberhalb des inneren Augenwinkels und läuft über die Stirn und dann über den Hinterkopf den Nacken hinunter. Er teilt sich dann an der Schulter in zwei Stränge und fließt neben der Wirbelsäule den Rücken entlang, vereint sich unterhalb des Gesäßes wieder und läuft den Oberschenkel hinunter. In der Wadenmitte ändert der Meridian seine Richtung leicht nach außen und fließt unterhalb des Fußknöchels bis zum äußeren Nagelfalz der kleinen Zehe.

Der Blasenmeridian hat seine aktive Zeit zwischen drei und fünf Uhr nachmittags. Er steuert die Ausscheidung von Schlacken über den Urin, nimmt Einfluß auf den Wasserhaushalt des Körpers und steht in Beziehung zum Hormonhaushalt sowie des vegetativen Nervensystems.

Zusammen mit dem Nierenmeridian gehört der Blasenmeridian zum Element Wasser. Das zugeordnete Gefühl ist die Angst, die Farben sind Blau und Schwarz.

Der Muskeltest

Die dem Blasenmeridian zugeordneten Muskeln sind u. a. der Wadenbeinmuskel und die Schienbeinmuskeln (lat. Perereus, Tibialis).

Setzen Sie sich bequem auf einen Stuhl. Drehen Sie nun einen Fuß nach außen, und ziehen Sie ihn in Richtung Knie an. Seine Ferse liegt dabei in der Hand des Kinesiologen oder der Kinesiologin. Der leicht Druck erfolgt nun auf den Bereich unterhalb der kleinen Zehe nach innen und zugleich nach unten.

Gefühle testen

Selbstorientierung, Frieden, Harmonie und Ungeduld sowie Selbstbewußtsein sind die Gefühle, die diesen Meridian aktivieren oder belasten. Gehen Sie all diese Emotionen einzeln durch die Muskelbewegungen in der Testposition durch. Machen Sie sich dabei Ihre Einstellung zu diesen Emotionen klar. Legen Sie sich dann eine Hand an die Stirn und die andere an den Hinterkopf (»Vorne/Hinten halten«). Auf diese Weise können Sie die möglichen negativen Gefühle in positive wandeln.

Blasenentzündung

Viele Kinder und Frauen leiden häufig unter schmerzhaften Blasenentzündungen. Aus kinesiologischer Sicht liegen die

Bettnässen bei kleineren und größeren Kindern hängt mit dem Blasenmeridian zusammen. Viele Eltern wollen, daß ihre Kinder den Leistungsanforderungen unserer Gesellschaft gerecht werden und üben daher oft zuviel Druck aus, um das Entwicklungstempo zu beschleunigen. Die bedingungslose Liebe zwischen Eltern und Kind hat hier oft keinen Platz mehr.

Die Gefühlswelt des Kindes beginnt sich daraufhin zu verkrampfen. Es beginnt aus Angst, seine Emotionen zu kontrollieren oder ganz zu unterdrücken. Erst nachts, während der Tiefschlafphase, läßt die Anspannung nach – und das Kind läßt Wasser. Das Kind kann also erst während seines Schlafs seinen Gefühlen freien Lauf lassen.

Aktivieren und stärken Sie Ihren Blasenmeridian: Kreisen Sie abwechselnd Ihre Füße in beide Richtungen. Dann ziehen Sie den Fußballen nach oben und strecken Ihn wieder nach vorne, so als wollten Sie auf Zehenspitzen laufen.

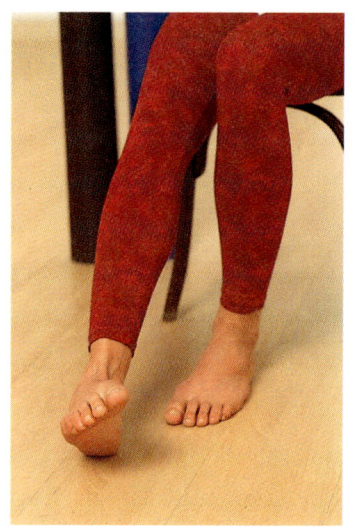
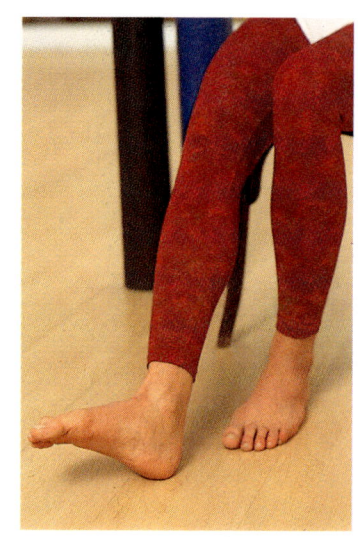

Ursachen an Stressoren, die vor allem in traditionellen Erziehungsmustern und den althergebrachten Spielregeln der Gesellschaft bestehen. Innerhalb dieses Rahmens wurde Kindern und Frauen über viele Jahrhunderte hinweg eine selbständige Orientierung erschwert, wenn nicht sogar verwehrt.

Übungshintergrund

Das Anheben bzw. das Drehen des Fußes nach innen und außen spricht die mit dem Blasenmeridian korrespondierenden Muskeln an. Ist der Wadenbeinmuskel schwach, so neigen die Füße – vor allem bei Kindern – dazu, beim Gehen nach innen zu zeigen.

Wasser steht aus kinesiologischer Sicht für Emotionen, und es ist als Element dem Blasenmeridian zugeordnet.

Den Blasenmeridian beruhigen und stärken

• Beruhigen: Der erste Beruhigungspunkt liegt an der Außenkante des kleinen Fußballens, der zur kleinen Zehe gehört. Der zweite befindet sich auf der Hälfte einer gedachten Linie, die zwischen der vierten und fünften

Zehe beginnt und am äußeren Fußknöchel endet. Verbinden Sie mit Ihren Händen beide Punkte nacheinander auf jeder Körperseite.

- Stärken: An dem äußeren Nagelfalz der kleinen Zehe liegt der Stärkungspunkt. Klopfen Sie ihn unregelmäßig.

Die eigene Sexualität bejahen

Der Nierenmeridian

Diese Energiebahn beginnt in der Mitte des Fußballens und steigt zum inneren Fußgelenk auf. Dieses umkreist sie, wandert dann an der Innenseite des Beins bis zum Schambein und zur Körpermitte hinauf und endet schließlich in der Grube unterhalb des Schlüsselbeins. Diesen Punkt nennt man in der Kinesiologie K 27.

Der Nierenmeridian arbeitet aktiv in der Zeit von fünf bis sieben Uhr abends und gehört mit dem Blasenmeridian zum Element Wasser. Das ihm zugeordnete Gefühl ist die Angst, und die Farben sind ebenso wie beim Blasenmeridian Blau und Schwarz.

Der Nierenmeridian steht im Zusammenhang sowohl mit dem Energiefluß des Körpers als auch verschiedenen geistigen Funktionen; er bezieht sich auf die Bereiche Sexualität und Partnerschaft.

Der Muskeltest

Der dem Nierenmeridian zugeordnete Muskel ist der Lendenmuskel (M. psoas). Beim Gehen, Laufen und Springen bzw. beim Aufrichten des Oberkörpers aus liegender Stellung benötigen wir diesen Muskel.

Stellen Sie sich aufrecht und bequem hin. Strecken Sie dann eines Ihrer Beine im 45-Grad-Winkel nach vorne und zu-

Hinter Blasenreizung oder -entzündungen stehen häufig Konflikte im psychischen Bereich. Bei Frauen liegen dieser Beschwerde meist Probleme mit der Sexualität zugrunde.

Den Harnorganen und damit den Nieren ist das zweite Chakra, das Sakral-Chakra, zugeordnet. Es verkörpert Sinnlichkeit, Erotik und Sexualität sowie Kraft und Kreativität.

gleich zur Seite. Drehen Sie nun den Fuß nach außen. Der Druck verläuft jetzt auf den Fußknöchel nach hinten.

Gefühle austesten

Der Nierenmeridian spricht die Emotionen Angst und Furcht an, sowie die Gefühle sexueller Sicherheit oder Unsicherheit und Treue. Mögliche Probleme mit dem Partner können daher den Energiefluß auf diesem Meridian nachhaltig stören.

Folgende Fragen sollten Sie sich stellen: Fühlen Sie sich in Ihrer Rolle als Mann oder als Frau sicher? Oder neigen Sie dazu, Erwartungen zu erfüllen, von denen Sie annehmen, daß sie von der Gesellschaft oder von Menschen aus Ihrer näheren Umgebung gefordert werden? Befürchten Sie, in Ihrer Rolle als Mann oder als Frau zu versagen? Sind Sie sich selbst oder eher anderen treu? Bedeutet Ihnen Sexualität mehr als nur körperliche Vereinigung? Wie empfinden Sie sich wirklich in Ihrer Geschlechterrolle? Wie kleiden und bewegen Sie sich? Wie drücken Sie sich aus?

Behandelt werden sollten Blasen- und Nierenentzündung immer von einem Arzt, damit sie zu keinem chronischen Leiden wird. Mit Hilfe der Kinesiologie kann man aber feststellen, wo die unbewußten Ursachen der Störung liegen.

Aktivieren Sie Ihren Nierenmeridian: Stellen Sie sich gerade hin, und atmen Sie tief ein und aus. Bewegen Sie ein Bein gerade nach vorne, hinten und zur Seite. Wechseln Sie dann zum anderen Bein.

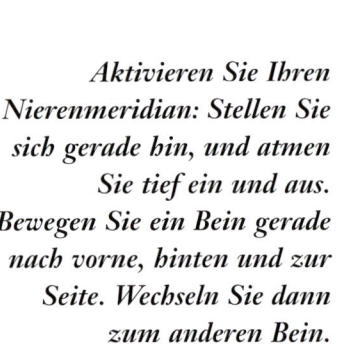
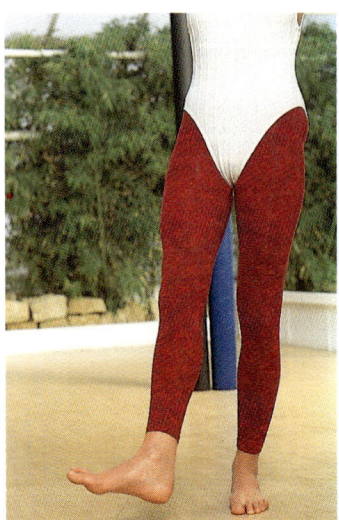
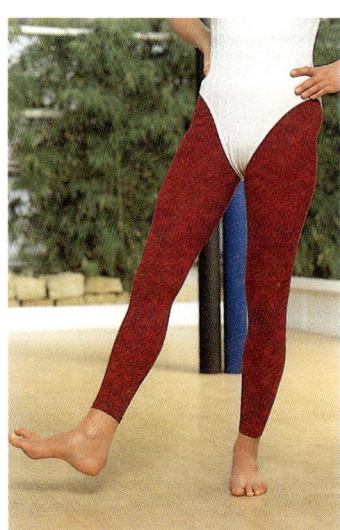

Gehen Sie diese Themen in der Haltung des Muskeltests nach und nach durch. Negative und unangenehme Empfindungen wandeln Sie anschließend gedanklich mit der Technik des »Vorne/hinten-Haltens« um. Decken Sie sie abschließend in Gedanken mit den Farben des Nierenmeridians zu.

Den Nierenmeridian beruhigen und stärken

- Beruhigen: Der erste Beruhigungspunkt liegt unter dem Fuß in der Mitte des Fußballens. Er bildet den Anfangspunkt des Nierenmeridians. Der zweite liegt auf dem ersten Glied der großen Zehe. Verbinden Sie beide Punkte nacheinander an beiden Körperseiten.
- Stärken: Auf einer gedachten Linie am inneren Bein liegt der Stärkungspunkt. Sie finden ihn von oben heruntergehend auf einem Drittel der Strecke zwischen Knie und Knöchel. Klopfen Sie ihn unregelmäßig.

Lernen Sie zu vergeben

Der Kreislauf-Sexusmeridian

Diese Bahn beginnt kurz oberhalb der Brustwarze, zieht einen kleinen Bogen über die Achsel und läuft dann an der Innenseite des Arms hinunter. Hier überquert sie die Handfläche und endet an dem Nagelfalz des Mittelfingers, der in Richtung des Daumens weist. Der Kreislauf-Sexusmeridian steht in Beziehung mit dem Kreislaufsystem und dem Herz. Seine Energie unterstützt die Arbeit der Blutgefäße und beeinflußt die Verdauung.

Mit ihm sind das Element Feuer und die Farbe Rot verbunden. Die dem Element Feuer zugeordneten Gefühle bestehen in Freude, Haß und Leidenschaft. Dazu gehören auch

Die Geschlechterrollen sind heute längst nicht mehr so klar aufgeteilt wie früher – nicht umsonst haben viele Menschen Probleme mit dem zweiten Chakra und damit mit dem Nierenmeridian.

Ziel der kinesiologischen Übungen für den Nierenmeridian ist die Auflösung sämtlicher energetischer Blockaden, die sich häufig in diesem Bereich befinden.

73

Aktivieren und stärken Sie Ihren Kreislauf-Sexusmeridian: Stellen Sie sich in die Testposition, und heben Sie ein Bein zur Seite und senken es wieder zur Mitte zurück. Wechseln Sie dann das Bein. Halten Sie sich an einer Stuhllehne fest, damit Sie sich ganz auf die Bewegung konzentrieren können.

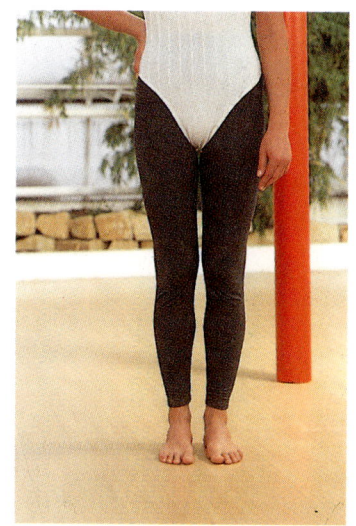
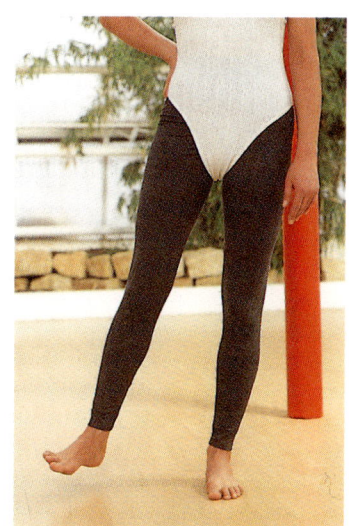

die Eifersucht oder die Unfähigkeit, Vergangenes loszulassen. Die aktive Zeit des Kreislauf-Sexusmeridians beginnt um 19 Uhr und endet um 21 Uhr. Er korrespondiert mit dem Nierenmeridian und ist daher auch mit den sexuellen Funktionen des Körpers verbunden.

Der Muskeltest

Der mittlere Gesäßmuskel (M. glutaeus medius) wird diesem Meridian zugeordnet.
Stellen Sie sich aufrecht hin. Zur Stabilisierung können Sie sich auch an einer Stuhllehne festhalten. Spreizen Sie jetzt ein Bein um ca. 30 Grad zur Seite. Die Spitze seines Fußes zeigt dabei nach vorn. Der Druck wirkt hier auf den Fußknöchel in Richtung der Mitte.

Gefühle wandeln

Werden Sie sich durch den Muskeltest über Ihre Gefühle klar, und wandeln Sie mögliche negative Emotionen anschließend um. Der wichtigste Gedanke hierbei ist die

Bereitschaft, sich und seinen Mitmenschen zu vergeben. Beantworten Sie sich dazu folgende Fragen: Können Sie von Vergangenem loslassen? Bereuen Sie, einige Dinge getan oder sie unterlassen zu haben? Sind Sie eifersüchtig?
Schließen Sie Frieden mit Ihrer weiblichen und männlichen Energie sowie mit Ihren Mitmenschen, damit Sie in Zukunft befriedigende Beziehungen in Ihrem Leben genießen können – und lieben Sie sich selbst.

Kreislauf-Sexusmeridian beruhigen und stärken

- Beruhigen: Der erste Beruhigungspunkt liegt auf dem seitlichen Innenfuß, genauer gesagt auf dem Gelenk, mit dem die große Zehe beginnt. Der zweite liegt am Ende des Daumenballens, wo sich die Wurzel des Handgelenks befindet. Verbinden Sie beide Punkte nacheinander auf beiden Körperseiten für zwei Minuten.
- Stärken: Der Stärkungspunkt liegt am Nagelfalz des Mittelfingers zum Daumen hin. Klopfen Sie ihn unregelmäßig.

Die innere Balance finden

Der Dreifach-Erwärmermeridian

Dieser Meridian beginnt am äußeren Nagelfalz des Ringfingers und verläuft über den Handrücken, weiter über die Rückseite von Unter- und Oberarm bis hinauf zur Schulter. Von hier aus steigt er seitlich hoch in Richtung des Ohres, umkreist dieses und endet an der Augenbraue.
Besonders aktiv arbeitet diese Energiebahn in der Zeit von 21 bis 23 Uhr. Auch sie ist dem Element Feuer und der Farbe Rot zugeordnet. Nach der chinesischen Gesundheitslehre entspricht der Dreifache Erwärmer einem energetischen

Das innere Gleichgewicht wirkt sich stark auf unser Wohlbefinden aus. Es aktiviert die Selbstheilungskräfte und beugt damit körperlichen und psychischen Erkrankungen vor.

Organ im Bereich des Magens. Dieses ist verantwortlich für die Umsetzung unserer Nahrung in Energie, also Wärme. Die zu ihm gehörende Gefühlsebene besteht in unserem seelischen Gleichgewicht und der inneren Heiterkeit.

Der Muskeltest

Der dem Dreifach-Erwärmermeridian zugeordnete Muskel ist ein Schultermuskel, der kleine Rundmuskel (lat.: Teres minor).

Setzen Sie sich bequem hin, und winkeln Sie Ihren rechten Unterarm in 90 Grad zum Oberarm ab. Der Daumen zeigt dabei zur Schulter. Halten Sie den Oberarm seitlich zum Oberkörper. Der Ellenbogen bleibt stabil. Der sanfte Druck verläuft nun auf den Bereich unterhalb des Handgelenks in Richtung des Brustkorbs.

Gefühle austesten

Innere oder äußere Balance, Beschwingtheit oder schwere Depression sind die gefühlsmäßigen Zuordnungen für diesen Meridian. Stellen Sie sich dazu die folgenden Fragen: Wie sind Sie zu den Handlungen helfen, einem anderen dienen und fürsorglich sein eingestellt? Prüfen Sie diese Bereiche mit Hilfe des Muskeltests.

Depressionen und Schwierigkeiten mit dem inneren Gleichgewicht sind Themen, von denen meistens Frauen betroffen sind. Folgende Beschwerden tauchen daher häufiger bei ihnen auf als bei Männern: Leichtes Frieren und die Neigung zu kalten Händen und Füßen.

Die Einstellung wandeln

Legen Sie eine Hand an die Stirn, die andere an den Hinterkopf (»Vorne/Hinten halten«), und lassen Sie folgende Gedanken in Ihr Unterbewußtsein sinken: Dienen Sie anderen Menschen eher zuviel oder zuwenig? Helfen Sie

Körper, Geist und Seele bilden ein harmonisches energetisches Ganzes. Eine Disharmonie dieser Einheit kann jedoch zu seelischen und körperlichen Beschwerden führen.

Ihren Mitmenschen, aber nicht sich selbst? Sorgen Sie sich bei anderen Menschen um alles? Wer kümmert sich um Sie? Versorgen Sie sich selbst ausreichend? Bewegen Sie sich mit Leichtigkeit und Beschwingtheit? Neigen Sie zu depressiven Stimmungen?

Strecken Sie sich, und richten Sie sich ganz gerade auf. Befreien Sie Ihre Gedanken jetzt von Schwere, Zweifeln und negativen Erinnerungen.

Stellen Sie sich vor, in Ihrem Keller steht eine große Flasche, die fest verschlossen ist. Immer wenn nun die schwarzen Wolken der Zweifel, Ängste und des Leides auftauchen, legen Sie beide Hände ganz entspannt an Ihren Kopf. In Gedanken gehen Sie jetzt hinunter in den Keller. Dort nehmen Sie den Verschluß von der Flasche und stecken Ihre niederdrückenden Gedanken hinein. Danach verschließen Sie die Flasche, damit Ihre Gedanken für immer darin eingeschlossen sind. Danach werden Sie sich sehr erleichtert fühlen.

Die Übungen wirken sich beruhigend und stärkend auf den Dreifachen-Erwärmermeridian aus und tragen dazu bei, Ihr Gefühlsleben zu stabilisieren und Ihr Selbstbewußtsein zu fördern.

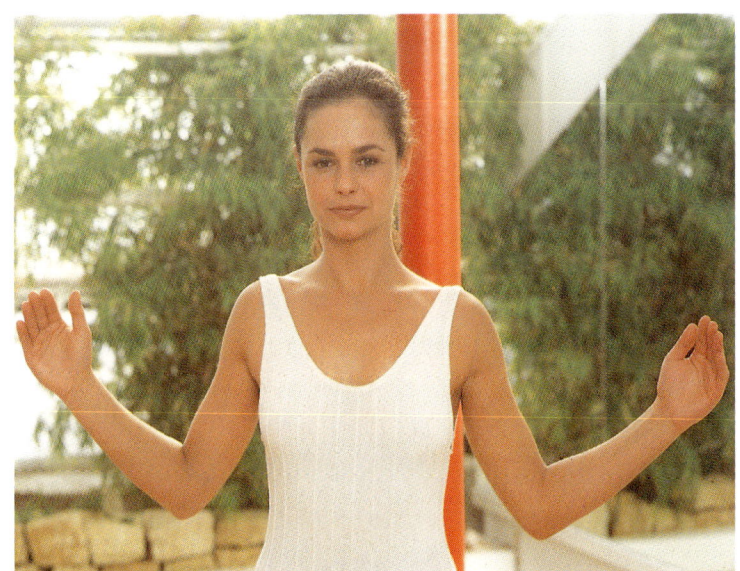

*Aktivieren Sie Ihren Dreifach-Erwärmermeridian:
Stellen Sie sich aufrecht, und winkeln Sie den Unterarm an. Dann bewegen Sie nur den Unterarm in Richtung Brustkorb. Armwechsel nicht vergessen. Sie können die Übung auch im Sitzen durchführen.*

Den Dreifachen-Erwärmermeridian beruhigen und stärken

- Beruhigen: Der erste Punkt befindet sich an der Körperaußenseite unterhalb des Knies. Der zweite liegt außen am Arm, einen Fingerbreit vom Ellbogenknochen entfernt in Richtung Schulter.
  Verbinden Sie beide Punkte nacheinander je zwei Minuten lang auf beiden Körperseiten.
- Stärken: Sie finden den Stärkungspunkt auf dem Handrücken am Beginn des kleinen Fingers und ca. zwei Fingerbreit vor diesem Punkt. Der andere Punkt liegt am äußeren Fuß genau zwischen Knöchel und kleiner Zehe. Klopfen Sie diesen unregelmäßig.

Entscheidungskraft stärken

Der Gallenblasenmeridian

Wenn man einen Entscheidungsprozeß vom biologisch-medizinischen Aspekt her betrachtet, dauert die Vermittlung einer Entscheidung von den Nerven bis ins Gehirn höchstens 1,5 Sekunden. Haben Sie vor diesem Hintergrund schon einmal darüber nachgedacht, wie kraftvoll und schnell Sie Ihre Entscheidungen fällen können?

Dieser Meridian beginnt am äußeren Augenwinkel, läuft zum Kiefergelenk und dann hinauf zur Schläfe. Er umrundet den hinteren Ohrbereich und verläuft zurück zur Stirnmitte. Von hier aus führt er über den Hinterkopf und die Schulter seitlich hinab zum Brustkorb, danach zur Hüfte und außen am Bein hinunter. Er verläuft anschließend oberhalb des Knöchels bis hin zum äußeren Nagelfalz der vierten Zehe.
Die Energiebahn steuert die Tätigkeiten der Gallenblase und der Verdauungsdrüsen sowie die Funktion einiger Hormone. Streß von außen kann auch den Gallenblasenmeridian belasten.
Er arbeitet intensiv zwischen 23 Uhr und 1 Uhr nachts. Sein dazugehöriges Element ist das Holz. Farblich wird er durch Blau und Grün abgedeckt. Stärke und Zielgerichtetheit sowie Nachgiebigkeit sind dem Gefühlsspektrum des Gallenblasenmeridians zugeordnet.

Der Muskeltest

Der vordere Teil des Deltamuskels (M. deltoideus anterior) an der Schulter ist der mit dem Gallenblasenmeridian korrespondierende Muskel.

Stehen Sie aufrecht, und halten Sie Ihren Arm im Abstand von ca. 30 Grad vom Körper gestreckt und nach vorne. Die Hand lassen Sie dabei entspannt nach unten hängen. Getestet wird mit sanftem Druck auf den Bereich oberhalb des Handgelenks in Richtung der Körperseite.

Gefühle austesten

Entscheidungskraft, Zielstrebigkeit sowie Liebe, Wut, Zorn, Bescheidenheit und Demut sind kennzeichnende Gefühle für den Gallenblasenmeridian. Das Element Holz steht darüber hinaus auch noch für Ärger. Testen Sie die verschiedenen Gefühlslagen mit Hilfe des Muskeltests.

Stellen Sie sich einmal vor, daß Ihre Wut nur ein Ausdruck von tiefer Angst ist. Angst davor, ein bestimmtes Ziel nicht zu erreichen. Überlegen Sie, daß Ihr Zorn auch aus nicht selbst

Achten Sie bei allen Übungen unbedingt auf Ihre körperlichen Grenzen; welche Muskelübungen Sie auch immer ausprobieren, sie sollten Ihnen angenehm sein!

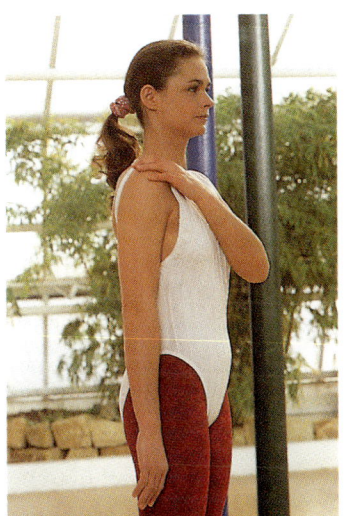 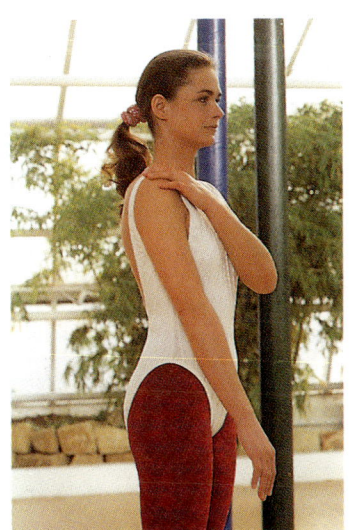

Aktivieren Sie Ihren Gallenblasenmeridian: Halten Sie einen Arm leicht angehoben vor dem Körper. Die andere Hand liegt zur Stabilisation auf der Schulter des arbeitenden Arms. Schaukeln Sie den Arm vor und zurück. Versuchen Sie die Bewegung auch im Wechsel durchzuführen: Einen Arm heben, der andere ist gesenkt und umgekehrt.

getroffenen Entscheidungen entstanden sein kann. Testen Sie diese Möglichkeiten mit Hilfe des Selbsttests aus, um die Ursache Ihrer Gefühle und Handlungsweisen zu erkennen.

Empfindungen wie Ärger, Empörung, Wut oder Zorn werden mit dem Gallenblasenmeridian in Verbindung gebracht. Auch der Ausspruch: »Mir kommt die Galle hoch« symbolisiert diese Gefühle.

Für sich selbst entscheiden

Legen Sie eine Hand auf die Stirn, die andere auf den Hinterkopf (»Vorne/hinten-halten«) und wiederholen Sie in Gedanken oder laut folgende Affirmationen: »Ich habe den Mut, mich für mich selbst zu entscheiden. Ich konzentriere mich auf meine Fähigkeiten, finde sie heraus, lebe sie aus und erreiche meine Ziele.« Regelmäßig und konzentriert angewendet, werden diese Sätze Ihre Handlungsweise verändern.

Den Gallenblasenmeridian beruhigen und stärken

- Beruhigen: Auf einer gedachten Linie vom äußeren Fußknöchel gerade nach oben liegt drei Fingerbreit vom Ausgangspunkt entfernt der erste Beruhigungspunkt. Den zweiten finden Sie außen am Handgelenk, genau in der Mulde vom Gelenkknöchel zum Handrücken. Verbinden Sie beide Punkte je zwei Minuten auf beiden Körperseiten.
- Stärken: Zwischen der Wurzel der vierten und fünften Zehe befindet sich der Stärkungspunkt. Klopfen Sie ihn unregelmäßig.

Entscheidungskraft ist eine Fähigkeit, die immer wieder trainiert werden sollte, denn viele Menschen haben Probleme, eigenverantwortlich über ihre Handlungen zu bestimmen.

Glücklich leben lernen

Der Lebermeridian

Der Verlauf dieser Energiebahn beginnt am äußeren Nagelfalz der großen Zehe, steigt innen am Bein hinauf und führt am Schambein entlang in Richtung der Hüfte. Weiter geht es über den Ellenbogen und endet etwa an der elften Rippe neben dem Brustbein.

Der Lebermeridian gehört gemeinsam mit dem Gallenblasenmeridian zum Element Holz; die ihm zugeordneten Farben sind Grün und Blau. Seine aktive Zeit dauert von ein bis drei Uhr nachts.

Dieser Bahn wird der größte Teil der Verdauungs- und Stoffwechselarbeit zugesprochen. Sie stärkt die körpereigene Abwehr und unterstützt die Entgiftungsfunktion der Leber. Zwischen Alkoholmißbrauch und einem gestörten Lebermeridian besteht eine enge Beziehung.

Zu den Aufgaben des Lebermeridians gehört die Transformation in körperlicher und geistiger Hinsicht. Nahrung wird in Energie umgewandelt, ebenso wie Informationen zu Wissen transformiert werden. Ein anderer Funktionsbereich dieser Energiebahn umfaßt das Wachstum (Energie und Wissen werden zur körperlichen und geistigen Weiterentwicklung verwendet).

Der Muskeltest

Der dem Lebermeridian zugeordnete Muskel ist der große Brustmuskel mit seinem vorderen Anteil (M. pectoralis major sternalis). Stellen Sie sich aufrecht und entspannt hin. Strecken Sie nun Ihre Arme nach vorne parallel zum Boden. Die Daumen zeigen dabei nach unten. Der Druck wirkt hier auf den Unterarmbereich vor dem Handgelenk. Er verläuft von unten nach oben und zugleich nach außen.

Sich über Gefühle klarwerden

Sind Sie glücklich? Sprühen Ihr Geist und Ihr Körper vor Energie? Denken Sie gute und kraftvolle Gedanken? Fallen Ihnen alle möglichen Ideen ein? Oder ist das Gegenteil der Fall? Sind Sie unglücklich, und kommen bei Ihnen eher traurige Gedanken zum Ausdruck? Fühlen Sie sich klein und sehen keine Möglichkeit, an den Aufgaben des Lebens zu

Testen Sie sich mit dem Muskeltest auch in Bezug auf folgende Fragen: Besitzen Sie bestimmte Ziele, und streben Sie sie an? Sind Ihre Ziele konkret, wie etwa ein guter Beruf, ein schönes Haus oder eine glückliche Beziehung? Oder denken Sie eher an etwas Unkonkretes, wie z. B. glücklich zu sein, Spaß zu haben oder zufrieden zu sein?

Aktivieren und stärken Sie Ihren Lebermeridian: Stellen Sie sich gerade hin, strecken Sie einen Arm vor Ihrem Körper aus, der Daumen zeigt dabei nach unten. Die andere Hand liegt auf der Thymusdrüse. Nun bewegen Sie den Arm leicht nach oben und außen und gehen dann wieder zurück. Dann wiederholen Sie die Bewegung mit dem anderen Arm.

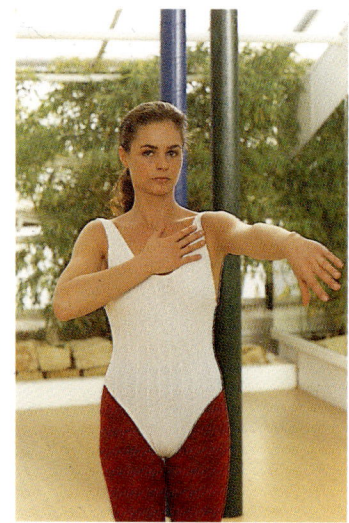 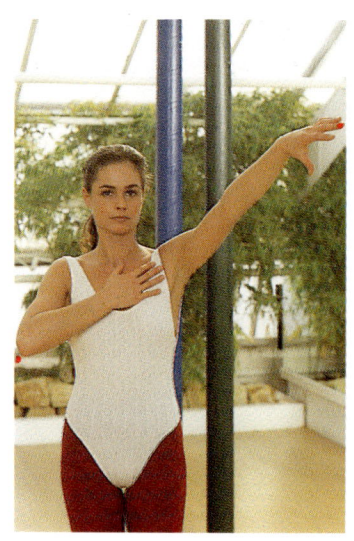

Die Leber ist unser Entgiftungsorgan: Sie befreit den Körper von schädlichen Abfallstoffen und Stoffwechselschlacken – in körperlicher wie auch in seelischer Hinsicht.

wachsen? Manche Menschen neigen dazu, Kummer und Traurigkeit mit der Wirkung von Alkohol zuzudecken. Neben der depressiven Grundstimmung überfordert diese Droge zusätzlich den Lebermeridian während seiner Entgiftungsfunktion.

Glücklichsein lernen

Versuchen Sie nicht zu oft Zorn oder Ärger aufkommen zu lassen. Vermeiden Sie außerdem negative Selbstgespräche, die Sie schlecht beeinflussen. Seien Sie genügsam beim Genuß von alkoholischen Getränken, Fett, Fleisch oder Kaffee und Tee. Ernähren Sie sich ausgewogen und gesund, und pflegen Sie zwischenmenschliche Kontakte. Zuviel bedenken und grübeln anstatt zu handeln macht den Menschen traurig und niedergeschlagen.

Sollten Sie wieder von etwas »zuviel haben«, so legen Sie eine Hand an Ihre Stirn, die andere an Ihren Hinterkopf (»Vorne/Hinten halten«), und wiederholen Sie laut einige Affirmationen zu Ihrem zukünftigen glücklicheren Leben.

Lebermeridian beruhigen und stärken

- Beruhigen: Der erste Punkt liegt auf der großen Zehe unterhalb des Nagels. Den zweiten Beruhigungspunkt finden Sie auf der Handfläche, auf dem kleinen Ballen des Ringfingers. Verbinden Sie beide Punkte je zwei Minuten auf beiden Körperseiten nacheinander.
- Stärken: Innen am Bein und unterhalb des Kniegelenks liegt der Stärkungspunkt. Klopfen Sie ihn unregelmäßig.

Offenheit und Toleranz lernen

Der Lungenmeridian

Seine Bahn beginnt zwischen der dritten und vierten Rippe und verläuft zur Achsel hin. Danach führt sie an der äußeren Innenseite des Ober- und Unterarms herunter, zieht über den Daumenballen und endet an dem Ihrem Zeigefinger zugewandten Daumennagelfalz.

Der Lungenmeridian ist in der Nacht von drei bis fünf Uhr morgens besonders aktiv. Er gehört zum Element Metall. Weiß und Schwarz sind die ihm zugeordneten Farben. Er verkörpert die Gefühle Trauer und Kummer, sowie Stolz, Abgrenzung und Intoleranz sowie ihre positiven Wendungen Toleranz, Heiterkeit oder eine fröhliche Wesensart. Gemäß der chinesischen Gesundheitslehre steuert der Lungenmeridian die Atmung und die Verwertung der kosmischen Energie aus der Luft. Er teilt sie den anderen Meridianen zu und beeinflußt damit die Abwehrkräfte des Körpers.

Der Muskeltest

Der dem Lungenmeridian korrespondierende Muskel ist der vordere Sägemuskel (M. serratus anterior).
Stellen oder setzen Sie sich aufrecht hin. Heben Sie Ihre

Gymnastik für die Meridiane
Stellen Sie sich morgens nach dem Aufstehen vor einen Spiegel, und begrüßen Sie sich selbst mit Ihrem strahlendsten Lachen – jeden Tag aufs neue.
- Führen Sie die Übungen für alle Meridiane durch. Fangen Sie mit dem Magenmeridian an, und beschließen Sie die Übungen mit dem Gouverneurmeridian. Sie können sich beim Beginn auch nach der Meridianuhr richten.
- Führen Sie jede Übung wechselseitig je fünfmal durch. Summen oder singen Sie eine einfache Melodie dazu. Das bringt Sie in Schwung.

Versuchen Sie, Ihre Stimmungen zu erkennen und anzunehmen, auch wenn sie negativer Art sind. Zwanghaftes »Gut drauf sein« ist keineswegs eine Lösung, sondern führt früher oder später noch mehr in die Krise.

Arme hoch über Schulterhöhe. Die Daumen zeigen dabei nach oben. Der Kinesiologe oder die Kinesiologin hält Sie zur Stabilisation jetzt mit einer Hand an Ihrer Schulterblattspitze. Der Druck wirkt von oben auf den Unterarm in Richtung Boden.

Offen für andere sein

Legen Sie eine Hand auf die Stirn, die andere auf den Hinterkopf (»Vorne/Hinten halten«), und sprechen Sie laut: »Ich teile in Liebe mit allen Menschen die Energie der Luft.«

Erinnern Sie sich an eine Situation in Ihrem Leben, auf die Sie heute noch stolz sind. Ihr Kopf hebt sich dabei, und Ihr Brustkorb weitet sich. Ein angenehmes Gefühl der Freude verbreitet sich von Ihrem Bauch nach oben. Sie sind heiter und strahlen Energie aus. In diesem Zustand sind Sie offen und tolerant, und Ihre Ausstrahlung auf andere ist positiv. Ihre Mitmenschen achten Sie, denn fröhliche Menschen ziehen andere an.

Aktivieren Sie Ihren Lungenmeridian: Gehen Sie in die Testposition, und bewegen Sie Ihre Arme leicht hinauf und hinunter. Anschließend wechseln Sie die Bewegungsrichtung der Arme ab: Während der eine nach oben gleitet, sinkt der andere nach unten.

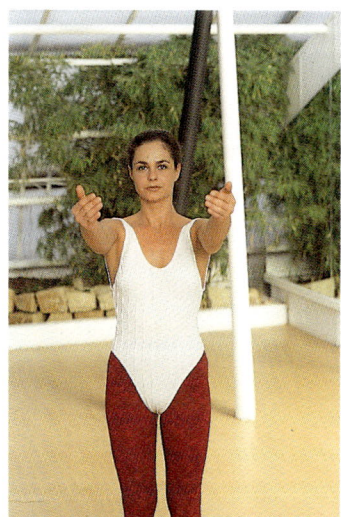
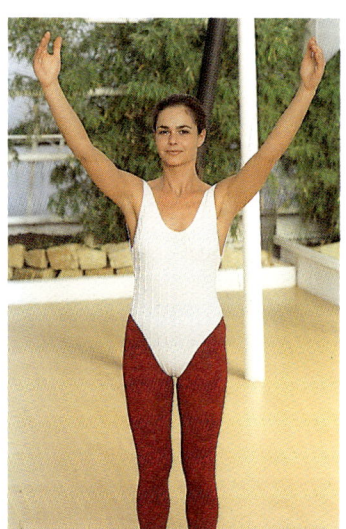

84

Abgeben lernen

Üben Sie das Ausatmen, das Abgeben Ihrer verbrauchten Luft. Entleeren Sie Ihre Lungen, damit neue, unverbrauchte Luft und Energie nachströmen können. Konzentrieren Sie sich bewußt auf das Ausatmen; der Impuls zum Einatmen erfolgt automatisch. Schauen Sie in den Spiegel, und lachen Sie sich laut und herzlich an; das leert Ihre Lungen von verbrauchter Energie.

Singen Sie, und summen Sie öfter einmal ein Lied. Das hält Sie gesund und stärkt Ihre Lungen.

Die eigene Welt bunt malen

Schwarz-Weiß-Malerei erzeugt Intoleranz im geistigen und im zwischenmenschlichen Bereich. Atmen Sie im Geiste die vielen bunten Farben, die die Natur Ihnen bietet, ein. Und selbst auf Schwarz-Weiß-Bildern gibt es Nuancen und Grautöne; achten Sie auf die feinen Unterschiede, und schöpfen Sie aus dem Reichtum der Zwischentöne. Führen Sie die Technik des »Vorne/Hinten-Haltens« durch, während Sie sich diese Dinge vorstellen.

Lassen Sie es innerlich zu, daß Vergangenes geschehen ist. Trauern Sie, indem Sie Schmerz solange annehmen, bis er sich auflöst. Akzeptieren Sie auch die Entscheidungen der anderen, die aus Ihrem Leben gingen. Wagen Sie sich in die Gegenwart, und freuen Sie sich an dem, was jetzt ist.

Den Lungenmeridian beruhigen und stärken

● Beruhigen: Der erste Beruhigungspunkt entspricht dem Stärkungspunkt des Lebermeridians (siehe Seite 80ff.). Sie finden ihn innen am Bein, unterhalb des Kniegelenks. Der zweite liegt außen in der Armbeuge. Unterarm und Handfläche zeigen dabei nach oben. Verbinden Sie beide Punkte auf beiden Körperseiten nacheinander für je zwei Minuten.

Über die Lunge wird der menschliche Körper mit Sauerstoff versorgt. Er wird für die Energieherstellung im Körper, die Bildung der roten Blutkörperchen, die Gehirnfunktionen, seine Beweglichkeit und vieles mehr benötigt. Über die Atemorgane entsorgt man beim Ausatmen die in der Lunge verbrauchte Luft und atmet unverbrauchte wieder ein.

Die Lungen entnehmen den Sauerstoff der Luft.

Die chinesische Gesundheitslehre besagt, daß die kosmische Energie »Qi« der gleichen Quelle entspringt. Genauso wie die Luft teilen wir mit allen Menschen »Qi« – selbst mit denen, die wir nicht so sehr mögen.

Der Prozeß des Atmens erfolgt immer in der Gegenwart, im Hier und Jetzt. Kein Mensch kann auf Vorrat atmen oder eine zu lange Atempause machen.

- Stärken: Der Stärkungspunkt liegt auf dem Handrücken in der Kuhle unterhalb des Daumens, die entsteht, wenn man den Daumen abspreizt. Klopfen Sie ihn unregelmäßig.

Loslassen und akzeptieren lernen

Der Dickdarmmeridian

Dieser Meridian beginnt an dem Nagelfalz des Zeigefingers, der in die Richtung des Daumens weist. Von dort aus steigt er über den Handrücken, außen über Unter- und Oberarm, dann über die Schulter nach vorne bis zur Halsmitte und schließlich über den Unterkiefer hoch bis zur Nasenflügelfalte.

Mit dem Lungenmeridian zusammen ist der Dickdarmmeridian dem Element Metall zugeordnet. Schwarz und Weiß sind seine elementaren Farben. Die intensive Arbeitszeit des Dickdarmmeridians beginnt am frühen Morgen um fünf Uhr und dauert bis sieben. Er unterstützt die Ausscheidung von Schlackenstoffen und Giften sowie die Funktion aller Schleimhäute in den Luftwegen und im Darm. Die Fähigkeit dazu, loslassen zu können und Gefühle wie Selbstwert oder Schuld, Barmherzigkeit und Gnade sind die emotionalen Zuordnungen.

Versuchen Sie Situationen und Menschen so anzunehmen, wie sie sind, anstatt sich zu sehr auf Veränderungen zu versteifen und sich damit nur unnötig unter Druck zu setzen.

Loslassen und abgeben üben

Gehören Sie zu den Menschen, die entweder zuviel loslassen oder zuviel festhalten? Entscheiden Sie sich in diesem Fall, daß Sie nur das, was Sie wirklich benötigen, behalten und verwenden wollen. Von allem Überschüssigen, das Sie nicht brauchen, trennen Sie sich. Denken Sie dabei daran, daß auch Ihr Körper Überflüssiges, das er nicht zur Versorgung braucht, ausscheidet.

Der Muskeltest

Der Muskel, der mit dem Dickdarmmeridian korrespondiert, ist der Spanner der Oberschenkelbinde (M. tensor fasciae latae).

Sie stehen aufrecht, und Sie halten sich an einer Stuhllehne fest. Strecken Sie ein Bein in einem 45-Grad-Winkel nach vorne aus und gleichzeitig etwas zur Seite. Der Fuß zeigt dabei nach innen zur Körpermitte. Der Druck verläuft auf den Außenknöchel zum anderen Bein hin in Richtung Mitte.

Sich etwas Gutes tun

Versuchen Sie sich selbst nur das Beste wert zu sein. Ernähren Sie sich daher auch mit Genuß und mit Lebensmitteln, die reich an Faserstoffen sind, sowie mit möglichst frischen Nahrungsmitteln. Wenn Sie sich anders ernähren, sucht sich Ihr Körper seine Wege zur Entgiftung, z. B. über die Haut mit Ausschlag, über die Schleimhaut mit Schnupfen, über die Mandeln mit Entzündungen usw. oder mit einer generellen Schwäche des Immunsystems.

Werfen Sie unnötigen Ballast »über Bord«. Dazu gehören nicht nur materielle Dinge, sondern auch seelische »Altlasten«, die Sie bedrücken und Ihre spirituelle Entwicklung behindern.

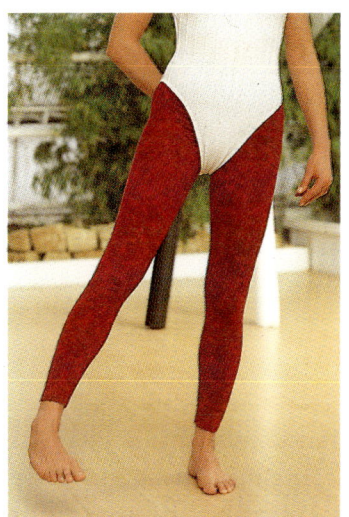

Aktivieren und stärken Sie Ihren Dickdarmmeridian: Stellen Sie sich aufrecht hin, und halten Sie sich an einer Stuhllehne fest. Nehmen Sie jetzt die Testposition ein. Bewegen Sie zuerst das eine, dann das andere Bein mehrmals nach vorne und zur Seite.

Achten Sie außerdem auf frische Luft, erfrischende Gedanken und Menschen, die frischen Wind in Ihre Umgebung bringen. Lassen Sie los von Altem, Unverdautem und Überflüssigem.

Barmherzig mit sich und anderen sein

Seien Sie sich selbst gegenüber nachsichtiger. Viele Aufgaben können auch erst am nächsten Tag erledigt werden und so fällt mancher Ihrer vermeintlichen Fehler nur Ihnen unangenehm auf.

Legen Sie eine Hand an die Stirn, die andere an den Hinterkopf (»Vorne/Hinten halten«), und überdenken Sie folgende Themen: Halten Sie an alten überholten, verkrusteten Denkmustern und Erinnerungen fest? Hegen Sie Schuldgefühle sich selbst und anderen gegenüber? Lassen Sie zu gerne oder andernfalls gar nicht los? Sind Sie – Ihrer Meinung nach – selbst mehr wert als andere Menschen? Oder fühlen Sie sich weniger wert als andere?

Lernen Sie, barmherzig mit sich selbst zu sein. Dann können Sie Ihren Mitmenschen das gleiche geben. Lassen Sie Gedanken, Vorstellungen, Bewertungen, Vorurteile los, die letztlich nur Ihnen selbst Kummer bereiten. Beenden Sie Ihre Fürsorge um andere, vor allem dann, wenn Sie dazu neigen, zuviel herzugeben. Trauern Sie Vergangenem nicht nach. Trauen Sie sich statt dessen, sich von Altem und Bewährtem zu lösen – auch wenn es vermeintlich Sicherheit bietet. Lassen Sie Neues zu.

Den Dickdarmmeridian beruhigen und stärken

- Beruhigen: Der erste Beruhigungspunkt befindet sich an der Fußaußenseite an dem kleinen Ballen, der zur kleinen Zehe gehört. Der zweite liegt auf dem Zeigefingergelenk auf dem Handrücken. Verbinden Sie beide Punkte je zwei Minuten auf beiden Körperseiten.
- Stärken: Außen, direkt am Ellbogengelenk, finden Sie den Stärkungspunkt. Der andere Punkt liegt außen am Bein unterhalb des Knies. Klopfen Sie diesen unregelmäßig.

Sich nach außen öffnen

Der Zentralmeridian

Diese Energiebahn verläuft in der Mitte der vorderen Körperseite vom Schambein nach oben und endet zwischen Unterlippe und Kinn.

Er hat eine übergeordnete Funktion, d.h. er schützt Sie in der Gegenwart und in der Zukunft. Glückliche und erfolgreiche Menschen sind durch einen starken Zentralmeridian ausgezeichnet.

Sind Sie in der Bauchgegend etwas beleibter, kann dies an einem schwachen Zentralmeridian liegen. In diesem Fall schützen Sie sich durch eine Fettschicht, damit Ihnen andere nicht zu nahe kommen.

Wenn Sie beruflich direkten Kontakt mit vielen Menschen haben, ist es wichtig, daß Ihr Zentralmeridian stark ist. Das gleiche gilt für »Kopfarbeiter«, die den ganzen Tag am Schreibtisch verbringen, oder Menschen, die generell wenig

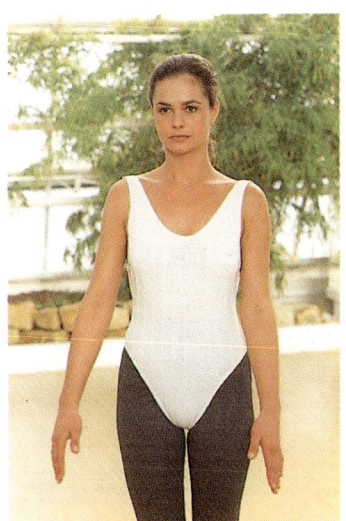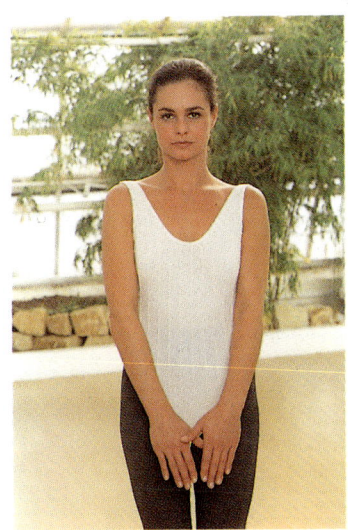

Aktivieren und stärken Sie Ihren Zentralmeridian: Streichen Sie den Meridian mehrmals von unten nach oben bis zum Kinn entlang. Oder bewegen Sie die Arme mehrmals am Tag in der Testposition des Muskeltests für diesen Meridian: Stellen Sie sich in Testposition, und bewegen Sie die Arme mehrmals in Richtung Ihrer Körpermitte und zurück. Anschließend bewegen Sie die Arme im Wechsel: Ein Arm schwingt vor, während der andere zurückgeht.

Muskelbetätigung haben. Sie neigen schneller zu einer Art Gehirnmüdigkeit, was den Zentralmeridian schwächt.

Die aktive Zeit des Zentralmeridians ist wie die des Herzmeridians von elf bis ein Uhr mittags. Bedingungslose Liebe stärkt daher auch den Zentralmeridian.

Der Muskeltest

Der Muskel, der dem Zentralmeridian zugeordnet ist, heißt Obergrätenmuskel (M. l. supraspinatus).

Um ihn zu testen, heben Sie im Stand einen Arm mit durchgestreckten Ellbogen leicht seitlich vom Körper weg. Die Daumen zeigen dabei nach oben. Die Arme und der Oberkörper bilden einen Winkel von ca. 15 Grad. Getestet wird durch Druck auf den Bereich oberhalb des Handgelenks in Richtung der Körpermitte, so als sollte die Hand das Schambein bedecken.

Den Rücken schützen

Der Gouverneurmeridian

Dieser Meridian läuft in der Mitte der hinteren Körperseite vom Steißbein entlang der Wirbelsäule von unten nach oben, über den Scheitelpunkt des Kopfes und das Gesicht bis zur Oberlippe.

Er ist zuständig für die Vergangenheit. Außerdem kontrolliert er die Wirbelsäule und steht im Zusammenhang mit allen körperlichen Funktionen. Zentralmeridian und Gouverneurmeridian wirken immer zusammen. Ist der Zentralmeridian schwach, muß der Gouverneurmeridian seine Arbeit übernehmen und umgekehrt.

Beiden Energiebahnen werden keine Emotionen oder Elemente zugeordnet.

Das Skelett ist die Stütze unserer Beweglichkeit. Vor allem die Wirbelsäule wird stark beansprucht, denn sie verschafft uns uneingeschränkte Mobilität und trägt alle Lasten – sowohl körperliche wie auch seelische.

Versuchen Sie, von Bewertungen Abstand zu nehmen, und lassen Sie Gnade vor Recht ergehen. Was bedeutet es schon, recht zu haben, wenn Sie dafür auf neue Lösungen verzichten müssen.

Der Muskeltest

Der Muskel, der dem Gouverneurmeridian zugeordnet wird, ist der Große Rundmuskel (M. teres major). Sie stehen gerade und entspannt und führen Ihre Arme nach hinten. Dann legen Sie Ihre Handrücken rechts und links neben Ihre Lendenwirbelsäule. Die Ellenbogen zeigen dabei nach hinten. Der Druck wirkt auf den Ellenbogen in Richtung der vorderen Körperseite.

Gefühle austesten und wandeln

Aus kinesiologischer Sicht stammt alles, was uns im Rücken schmerzt, aus der Vergangenheit. Lernen Sie daher diese anzunehmen. Jede körperliche Schwäche streßt den Gouverneurmeridian. Testen Sie daher mit Hilfe des Muskeltests Ihre Gefühlslage hinsichtlich Ihrer Vergangenheit, und ändern Sie sie gegebenenfalls positiv mit der Technik des »Vorne/Hinten-Haltens«.

Sowohl für den Zentral- als auch den Gouverneurmeridian sind keine Akupressurpunkte bekannt.

Psychische Probleme lasten nicht nur auf der Seele, sondern auch auf dem Rücken. Eine gebeugte Haltung, ein steifer Nacken, Beschwerden an den Bandscheiben und Kreuzschmerzen sind eindeutige Warnzeichen.

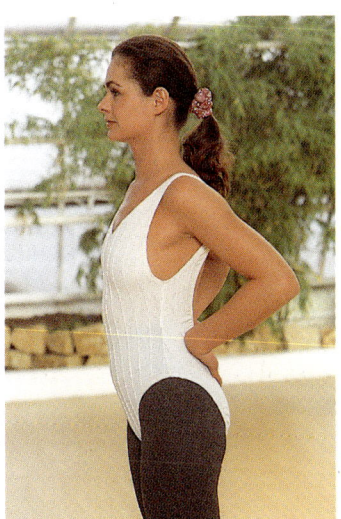 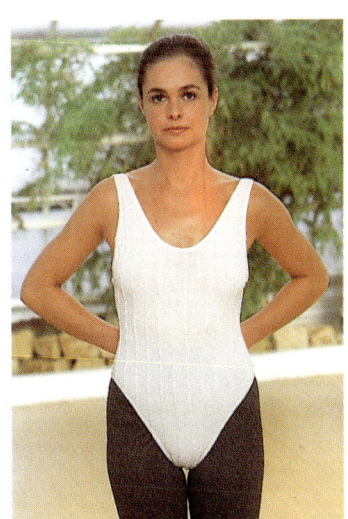

Aktivieren und stärken Sie Ihren Gouverneurmeridian: Gehen Sie in die Testposition, und bewegen Sie Ihre Arme mehrmals vor und zurück. Anschließend schwingen Sie beide langsam im Wechsel. Damit stärken Sie über den Muskel den Meridian und seine Energie.

Ernährung

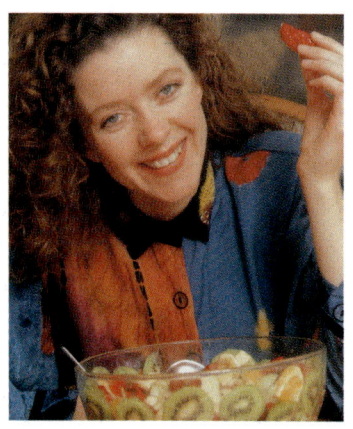

Eine gesunde und ausgewogene Ernährung empfiehlt sich in jedem Fall. Achten Sie auf Körpersignale: Oft entscheidet Ihr Körper, worauf er Appetit hat, und zumeist verlangt er nach dem, was er benötigt.

Wer mit sich selbst im Einklang lebt, hat seine innere Balance gefunden. Er liebt sich selbst ebenso wie seine Mitmenschen und ist körperlich gesund. Seine Verdauungsorgane arbeiten gut. Sie nehmen die Nahrung auf, verwerten sie und scheiden aus, was dem Körper nicht zuträglich ist, oder was er nicht braucht.

Achten Sie bei Ihrer täglichen Ernährung auf eine frische, vielseitige und vollwertige Versorgung Ihres Körpers. Genießen Sie Ihre Mahlzeiten, und essen Sie mit Spaß und Freude. Wichtig aus kinesiologischer Sicht ist eine positive Einstellung zum Leben und zur Ernährung. Bejahen Sie das, was vor Ihnen auf dem Teller liegt, und nehmen Sie nur Gerichte zu sich, die Ihrem Wohlergehen von Nutzen sind.

Nahrungsmittel mit Muskeln testen?

Wer daran interessiert ist, kann mit Hilfe eines Kinesiologen die Verträglichkeit einzelner Nahrungsmittel mit dem Muskeltest überprüfen. Diese Methode kann bei gewissen Unverträglichkeiten, z.B. einer Lebensmittelallergie, oder einer notwendigen Diät im Krankheitsfall hilfreich sein, ist jedoch für die tägliche Ernährung gesunder Menschen nicht erforderlich.

Wer einzelne Lebensmittel nicht verträgt und/oder unter Verdauungsproblemen leidet, kann mit Unterstützung des Muskeltests die Ursache seiner Beschwerden herausfinden. Durch die Interpretation des Tests versteht man dann, warum man eventuell gegen manche Speisen »allergisch« ist oder warum der Verdauungsprozeß gestört ist. Im Anschluß daran kann man für sich eine neue Einstellung zur Ernährung und den verschiedenen uns zur Verfügung stehenden Nahrungsmitteln aufbauen.

Kinesiologische Tips zur Ernährung

- Die Nahrung, die Sie zu sich nehmen, soll möglichst abwechslungs- und ballaststoffreich sowie frisch sein.

- Denken Sie an die vielen Hände, die Ihre Lebensmittel gepflanzt, geerntet oder vorbereitet haben. Danken Sie den Bauern für ihre Arbeit. Und danken Sie der Natur, daß sie Ihre Nahrung gedeihen ließ.

- Segnen Sie Ihre Mahlzeit in Gedanken. Schauen Sie liebevoll auf Ihre Speisen, freuen Sie sich darauf, und genießen Sie sie.

- Bevor Sie etwas in Ihren Mund führen, riechen Sie daran. Mögen Sie den Geruch, so ist das Gericht oder das Nahrungsmittel für Ihren Körper gut.

- Während des Essens entwickeln Sie positive Gedanken, wie etwa: »Dieses Essen ist gut und gesund. Mein Körper nimmt sich nur das, was er braucht. Er verwendet die Nahrung sinnvoll zu meinem Wohlergehen. Was er nicht verwertet, scheidet er aus.«

- Empfinden Sie keine Schuldgefühle oder Vorurteile über bestimmte Nahrungsmittel. Aus kinesiologischer Sicht ist jeder negative Gedanke über das Essen genauso schädlich wie Umweltgifte oder die sogenannten Dickmacher.

- Spüren Sie in sich hinein, und erkennen Sie, welche Ernährung für Sie richtig ist.

- Sollten Ihre Kinder Wurst oder Käse alleine bevorzugen und erst später trockenes Brot verlangen, so ernähren sie sich instinktiv nach der sogenannten Trennkost. Akzeptieren Sie das.

Einerlei, ob Sie sich streng vegetarisch oder mit Mischkost ernähren, Sie sollten stets auf die Bedürfnisse Ihres Körpers hören und sich nicht selbst Verbote auferlegen. Geben Sie Ihren Gelüsten nach, auch wenn sie mal nicht so in Ihren Speiseplan passen.

Auch Nahrungsmittel beeinflussen unsere innere Balance: Manche machen uns zufrieden, andere hingegen bringen uns aus dem körperlichen und seelischen Gleichgewicht. Mit Kinesiologie können Sie herausfinden, welche Lebensmittel das sind.

Den Tag beginnen

- Stehen Sie morgens um sechs Uhr auf. Damit unterstützen Sie den morgendlichen Entleerungsvorgang.
- Trinken Sie als erstes ein Glas Wasser.
- Bewegen Sie sich, indem Sie z. B. ab heute die Muskeln aller Meridiane mehrmals aktivieren.
- Öffnen Sie das Fenster, und atmen Sie mehrere Male tief aus und ein, damit die frische Luft Ihre Lungen gänzlich ausfüllen kann.

Das Wasser, die Bewegung und die bewußte Atmung bringen die Meridiane, den Körper und somit Ihre Verdauung und den Darm in Schwung.

Kinesiologie – gesund durch Bewegung des Geistes und des Körpers

Aktiv, fit und gesund leben – wer möchte das nicht. Und obendrein auch noch glücklich sein. Doch immer wieder hindert uns der Alltag mit seinen Forderungen und Leistungsansprüchen daran. Streß macht sich bemerkbar, raubt uns notwendige Energien, schwächt und macht krank. Machen Sie sich deshalb das Wissen der asiatischen Gesundheitslehren um die Meridiane und der in ihnen fließenden Lebensenergie zunutze!

Lernen Sie mit Hilfe der Kinesiologie, Ihre eigenen Energien wieder zu aktivieren und zum Fließen zu bringen. Sie werden sich schon bald ausgeglichener und glücklicher fühlen.

Dieses Buch wurde nicht mit dem Anspruch auf Vollständigkeit verfaßt, denn die kinesiologische Arbeit ist vielfältig und weitreichend.

Über die Autorin

Antje Ertl absolvierte mehrere umfassende kinesiologische Ausbildungen und ist im Besitz einer Lehrbefugnis für Kinesiologie. Sie betreibt eine kinesiologische Praxis, in der sie unter anderem Einzel- und Gruppenberatungen für Erwachsene und Kinder gibt.

Literatur

Cernaj, Dr. Ingeborg: Fit und gesund durch ein starkes Immunsystem. Südwest Verlag. München, 2. Auflage 1996
Diamond, John: Der Körper lügt nicht. Verlag f. Angew. Kinesiologie. Freiburg 1995
Franzen, S. / Müller, R.: Vital und gesund durch Farben und Edelsteine. Südwest Verlag. München 1994
Sharamon, S. / Baginski, B. J.: Das Chakra-Handbuch. Windpferd Verlagsgesellschaft. Aitrang 1988
Silva, Kim da: Richtig essen zur richtigen Zeit. Knaur Verlag. München 1992
Thie, John F.: Touch for Health. Hugendubel Verlag. München 1995

Hinweis

Das vorliegende Buch ist sorgfältig erarbeitet worden. Dennoch erfolgen alle Angaben ohne Gewähr. Weder Autorin noch Verlag können für eventuelle Nachteile oder Schäden, die aus den im Buch gemachten praktischen Hinweisen resultieren, eine Haftung übernehmen.

Bildnachweis

AKG, Berlin: 54; Alfred Pasieka, Hilden: 1, 20; Dominik Parzinger, München: U4, 6, 9, 25, 29, 38, 44, 47, 53, 60, 62, 65, 67, 70, 72, 74, 77, 79, 82, 84, 87, 89, 91; Gerd Rinneberg, Herrsching: Titelbild; Mainbild, Frankfurt a. M.: 34 (Schindler); Mauritius, Mittenwald: 92 (Superstock); Tony Stone, München: 48 (Paul Harris); Transglobe, Hamburg: 11 (R. Sebastian), 30 (Computer)

Impressum

© 1996 Südwest Verlag GmbH & Co. KG, München
Alle Rechte vorbehalten

Redaktion:
Dr. Elisabeth Veit,
Andrea-Anna Cavelius
Projektleitung:
Stephanie Wenzel
Bildredaktion:
Bettina Huber
Illustrationen:
Renate Holzner (S. 14)
Bettina Kammerer (S. 55)
Produktion:
Manfred Metzger
Umschlag:
Till Eiden
DTP/Satz:
Wolfgang Lehner
Druck:
Color-Offset, München
Bindung:
R. Oldenbourg, München
Printed in Germany

Gedruckt auf chlor- und säurearmem Papier
ISBN 3-517-01762-0

Register